母婴、儿童保健系列丛书

让医生告诉你：分娩与产褥期如何保健

主　编　朱丽萍

副主编　庄　薇

科学出版社

北　京

内 容 简 介

从2007年开始，上海已进入生育高峰。2012年上海市政府新闻发布会上的最新预测是新一轮生育高峰将持续至2017年。生儿育女是所有家庭的大事，本书旨在为即将分娩的准妈妈和产褥期的新妈妈提供各方面信息，包括产褥期营养、孕产妇运动技巧、孕产妇日常护理、常见病防治及用药安全知识、心理不良情绪疏导等。希望能够借本书普及优生优育的各方面知识与技巧，为国民健康、家庭和睦作出一些帮助。

图书在版编目（CIP）数据

让医生告诉你：分娩与产褥期如何保健 / 朱丽萍主编.
—北京：科学出版社，2015.6
（母婴、儿童保健系列丛书）

ISBN 978-7-03-042426-6

Ⅰ.①让… Ⅱ.①朱… Ⅲ.①分娩 基本知识②产褥期 妇幼保健 基本知识 Ⅳ.①R714.3②R714.6

中国版本图书馆CIP数据核字（2014）第260416号

责任编辑：潘志坚 朱 灵
责任印制：谭宏宇 / 封面设计：殷 靓

科学出版社 出版

北京东黄城根北街16号
邮政编码：100717
http://www.sciencep.com
南京展望文化发展有限公司排版
苏州市越洋印刷有限公司印刷
科学出版社出版 各地新华书店经销

*

2015年7月第 一 版 开本：A5（890×1240）
2015年7月第一次印刷 印张：5
字数：117 000

定价：30.00元

（如有印装质量问题，我社负责调换）

《母婴、儿童保健系列丛书》

专家组成员

（按姓氏笔画排序）

朱丽萍（上海市妇幼保健中心）
庄　薇（上海市第一妇婴保健院）
余剑珍（中国社区健康联盟护理中心）
张静芬（中国社区健康联盟护理中心）
赵　琤（知爱母婴专护中心）
姚国英（上海市儿童保健所）
龚　梅（上海市儿童医院）

《让医生告诉你：分娩与产褥期如何保健》

编写组成员

主　编　朱丽萍
副主编　庄　薇
编　委（按姓氏笔画排序）
王德娴　朱丽萍　庄　薇
刘金凤　吴　娜　陈　燕

目录

contents

第一部分　生理变化

第二部分　营养要求

第三部分　运动与行为

第四部分　家庭护理方法

第五部分　常见疾病、不适症状及处理方法

第六部分　意外、突发状况紧急处理

第七部分　用药安全知识

第八部分　心理特点及不良情绪疏导

1

生理变化

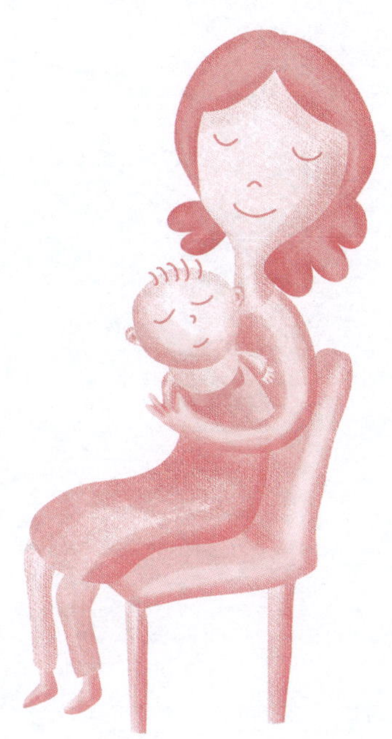

分娩期

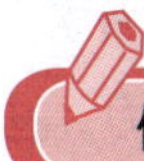

你知道分娩前会出现哪些异常表现吗?

在分娩之前会出现一些异常的表现，称作临产先兆。常见的临产先兆主要表现有子宫不规律的收缩、见红和破膜。

（1）子宫不规律的收缩：初产妇常在分娩前2~3周开始，表现为轻微腰酸和腹部变硬，起初持续时间较短，一般不超过30秒，多发生在夜间。随着预产期的临近，这种现象逐渐变得明显，但仍无规律性。

（2）见红：是由于子宫收缩和宫口扩张，子宫颈内口附近的胎膜与子宫壁分离，毛细血管破裂而有少量出血和宫颈黏液混合而排出，这种由阴道排出少量血性黏液的现象叫做见红。常发生在分娩前24~48小时。

（3）破膜：在临产前，如果孕妇感觉有水样液体自阴道流出，即说明胎膜破裂。胎膜破裂后，子宫腔通过阴道与外界形成了通道。此时孕妇应立即卧床，同时注意外阴部的清洁，可使用无菌会阴垫。如果此时孕妇仍未到医院，应立即平卧并抬高臀部，同时联系120送往医院。如果已在医院，应立即报告医护人员，此时孕妇一定要注意不可下床活动，不要上厕所，以免脐带随羊水流出而脱垂，引起胎儿宫内缺氧。

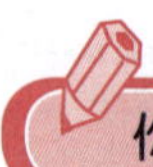

你知道影响分娩的因素有哪些吗？

影响分娩的因素有：产力、产道、胎儿及产妇的心理精神因素。

产力：将胎儿及其附属物从子宫内逼出的力量称为产力，包括子宫收缩力、腹肌及膈肌收缩力和肛提肌收缩力。

产道：是胎儿娩出的通道。分骨产道和软产道两部分。骨产道就是骨盆，是产道的主要部分。软产道是由子宫下段、子宫颈管、阴道及盆底软组织构成的。

胎儿：胎儿的大小、胎位、有无畸形都能影响分娩。

精神心理因素：分娩虽是生理现象，但分娩对于产妇确实是一种持久而强烈的应激源。产妇精神心理因素能够影响机体内部的平衡、适应力和健康。

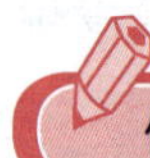

你知道自然分娩的 3 个阶段吗？

分娩的总过程称为总产程，是指从伴有宫颈进行性扩张的规律宫缩开始，至胎儿及胎盘完全娩出的过程。分为3个产程：

（1）第一产程：又称宫颈扩张期。从出现间歇5~6分钟的规律宫缩到宫口开全。初产妇需11~12小时，经产妇需6~8小时。

（2）第二产程：又称胎儿娩出期。从宫口开全到胎儿娩出。初产妇需1~2小时，经产妇通常数分钟即可完成。

（3）第三产程：又称胎盘娩出期。从胎儿娩出到胎盘娩出，需5~15分钟，不应超过30分钟。

你知道分娩过程中为什么会疼痛吗？

（1）子宫收缩引起的疼痛：子宫肌层阵发性收缩，使子宫纤维拉长或撕裂，子宫肌壁间血管受压，致组织缺血缺氧，刺激神经末梢，产生电冲动，沿腰骶椎神经丛传递至脊髓，再上传到大脑痛觉中枢，引起疼痛的感觉。

（2）胎儿通过产道时引起的疼痛：胎儿对产道的压迫，尤其是对子宫下段、宫颈、阴道及会阴的压迫，以及由此造成的损伤、牵拉，都会让产妇感觉到剧烈的疼痛。

（3）产妇心理因素所致的疼痛：产程中产妇情绪、心理状态对疼痛有直接的影响。紧张、焦虑、恐惧可使产妇体内促肾上腺皮质激素、皮质醇、儿茶酚胺等的分泌增加，这些物质与疼痛有关。

（4）致痛物质增多：子宫收缩时造成肌肉组织缺血，胎儿下降造成产道组织的损伤，均可释放组胺、5-羟色胺、缓激肽和前列腺素等，诱发严重疼痛。

产褥期

你知道产褥期是指哪一短时间吗？

产褥期是指产妇分娩结束到产妇全身各系统（乳房除外）恢复到非妊娠状态的一段时期，一般需要6~8周，俗称“坐月子”

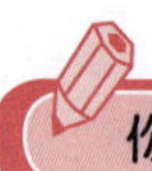

你知道产妇在产褥期内会发生哪些明显的变化吗?

产妇要适应全身各系统所发生的明显变化，如子宫复原、血容量恢复正常，以及乳汁分泌等，还要担负哺育新生儿的责任，身心负担都比较重。

你知道产褥期生殖系统有哪些变化吗?

（1）子宫复旧：产后子宫逐渐收缩恢复到正常大小，这种现象叫子宫复旧。分娩结束时，子宫底在脐下1~2横指处，以后由于肥大的肌纤维缩小、水肿及充血现象消失，子宫逐渐缩小。宫底每日下降约1.5厘米，产后4~5天达脐趾间中点，10~14天降入盆腔，在腹部已不易触及，6~8周后恢复到未孕时的大小。

（2）宫颈：胎盘刚娩出时，宫颈与阴道极度松弛，随后宫口迅速复旧缩小。产后2~3天宫口仍可通过两指；产后1周左右，宫颈恢复原形，内口缩小；10天后，宫口完全闭合；产后3周后，宫颈外口仅能容纳指尖；宫颈口呈横裂，与未产妇的圆形宫口不同。

（3）卵巢：产后6周内卵巢多无排卵，6周后约半数的产妇排卵，18周后80%以上的产妇排卵。月经多在产后6周以后恢复，哺乳可使月经恢复延迟。

你知道产褥期循环、消化、泌尿系统有哪些变化吗?

（1）心血管系统：妊娠期血容量增加35%，产后2~3天由于子宫收缩胎盘循环停止，大量血液从子宫进入体循环，回心血量增加，使心脏负担加重。

（2）血液系统：产褥早期，血液仍处于高凝状态，有利于胎盘剥离创面形成血栓，减少产后出血。孕期血液较稀的状态，在产后2周内恢复正常。

（3）泌尿系统：正常分娩后2~5天为产褥利尿期，由于孕期体内潴留大量水分，因此尿量增加可达3 000毫升/天。

（4）消化系统：产后1~2天内常感口渴，或有便秘现象，喜进汤食。胃肠张力及蠕动约在2周内恢复。

（5）内分泌系统：分娩后雌激素及孕激素水平急剧下降，至产后1周时降至未孕时水平。

你知道什么是褥汗吗?

产妇在产后皮肤排泄功能旺盛，大量出汗，以睡眠更为明显，产后1周内可好转。

你知道乳汁分泌的过程吗?

乳汁分泌主要包括三个生理过程：①脑垂体千叶分泌垂体生

乳素的激素，是乳汁分泌的基础；②乳汁分泌；③乳汁的排出。

当胎盘娩出后，乳房开始进入泌乳状态，产妇开始分泌初乳；以后在脑垂体生乳素的作用下，乳腺细胞制造出乳汁，分泌到腺泡内；每次婴儿吸允乳头时，吸允刺激使脑垂体后叶释放催产素，刺激乳汁喷射。

以上过程中，产妇乳房局部亦可有肿胀及灼热感，乳汁通畅后，局部胀痛即消失。

营养要求

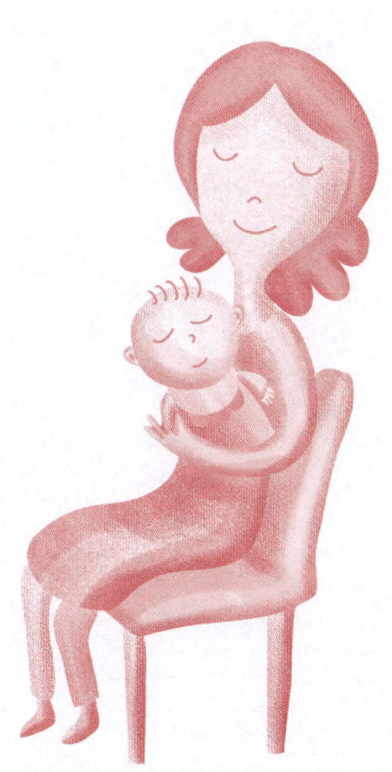

分娩期营养要求

你知道分娩期的饮食要领吗?

分娩是一项体力活，准妈妈的身体、精神都需要消耗巨大的能量。所以，分娩前期的饮食很重要。饮食安排得当，除了补充自身体力外，还可以增加产力，促进产程的进展，帮助准妈妈顺利分娩。

（1）在第一产程中，由于时间比较长，睡眠、休息、饮食都会由于阵痛而受到影响。为了确保有足够的精力完成分娩，准妈妈应学会宫缩间歇期进食的“灵活战术”，应该选择能够快速消化、吸收的碳水化合物或淀粉类食物，以快速补充体力。应尽量进食，以半流质或软烂的食物为主，如鸡蛋挂面、蛋糕、面包、粥等。

（2）进入第二产程前，由于子宫收缩频繁、疼痛加剧，所以消耗增加。此时，准妈妈应尽量在宫缩间歇期摄入一些果汁、藕粉等流质食物以补充体力，以利于宝宝的娩出。分娩时的食物，应该选择能够快速消化、吸收的高糖或淀粉类食物，以快速补充体力，不宜吃油腻、蛋白质过多、需花太长时间消化的食物。

（3）第三产程时，由于宫缩的干扰及睡眠不足，产妇胃肠道消化能力降低，食物从胃排到肠道的时间（胃排空时间）由平时的4小时增加至6小时左右，极易存食。因此，不要吃不容易消化的油炸或油性重的肥肉类食物。

你知道分娩期饮食该吃些什么吗?

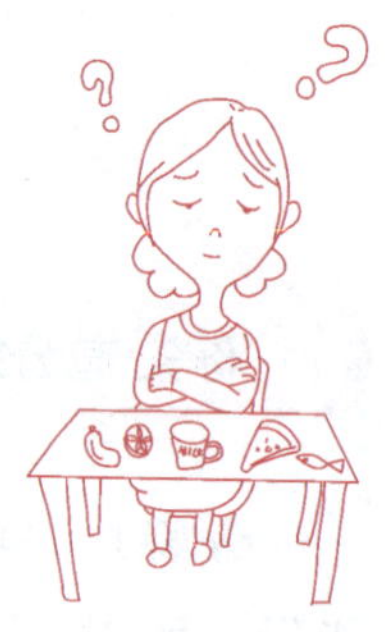

饮食以富含糖分、蛋白质、维生素且易消化为好。可根据自己的爱好，选择蛋糕、面条、稀饭、肉粥、藕粉、点心、牛奶、果汁、苹果、西瓜等易消化的食物，少量分餐进食。

你知道分娩期进食不足容易导致宫缩乏力、产程延长吗?

进入分娩期，伴随着规律宫缩带来的腹痛，很多产妇不思饮食，这种做法是不正确的。分娩是消耗体能的，不保证足够的进食及热量，极易出现宫缩乏力，使产程延长，甚至发生产后出血。因此，在宫缩间歇期，产妇要努力进食，同时注意补充水分，为分娩积蓄足够的能量。

你知道剖宫产妈妈饮食的注意事项吗？

（1）如决定采用剖宫产分娩，产前一定要加强营养，饮食要清淡，多吃新鲜的水果、蔬菜、蛋、奶、瘦肉等富含维生素C、维生素E和人体必需氨基酸的食物，以促进血液循环，改善表皮代谢功能。忌吃辣椒、葱、蒜等刺激性食品，防止引起刺痒。

（2）剖宫产前不宜滥用滋补品，如高丽参、洋参以及鱿鱼等食品。因为参类具有强心、兴奋的作用，鱿鱼体内含有丰富的有机酸，能抑制血小板凝集，不利于术后止血与创口愈合。

（3）手术前一天，晚餐要清淡，术前8小时内不要吃东西，以保证肠道清洁，减少术中感染。

（4）手术前4~6小时也不要喝水，以免麻醉后呕吐，引起窒息。

（5）手术前保持身体健康，最好不要患上呼吸道感染等发热的疾病。

产褥期营养要求

你知道产后的饮食要点吗？

产后饮食以清淡为宜，多吃蔬菜，适量水果。顺产的妈妈出了产房，只要想吃就可以吃点东西。一开始以清淡为宜，等胃口恢复后想吃什么就吃什么，基本不用忌口。如果是母乳喂养的产妇，要多吃利乳通乳的食物。蔬菜中有大量的维生素，有助于产妇精神恢复。蔬菜中的水分和纤维素、水果中的果胶对防治产后便秘也是有利的。所以，产后应多吃蔬菜，适当地吃水果。在天气炎热的夏天，适量地吃水果还能防止中暑。

你知道产后宜少吃或不吃红糖吗？

我国传统有产后吃红糖的习惯，红糖具有益气及化食的功效，能健脾暖胃，散寒活血。此外，红糖还含有丰富的胡萝卜素及一些微量元素，这些都是新妈妈需要的营养。但是，无限制地食用红糖会适得其反，反而影响子宫复原和妈妈的健康。所以，产后可以少吃或不吃红糖，且一般在产后7~10天食用为宜，每天最好不要超过20克。

你知道产后多吃富含维生素C的水果可以改善黄褐斑吗?

有研究表明，黄褐斑的形成与孕期饮食有着密切的关系。如果准妈妈的饮食中缺少维生素C的摄入，引起黄褐斑的可能性就会增加。因此，产后宜多吃富含维生素C的水果，如猕猴桃、番茄、柠檬等。

你知道“月子”期间吃鸡蛋并非越多越好吗?

鸡蛋营养丰富，且富含优质蛋白。分娩后，产妇“坐月子”期间常以鸡蛋为主食，但吃鸡蛋并非越多越好。新妈妈产后数小时内最好不要吃鸡蛋，因为分娩时体力消耗大，出汗多，体内体液不足，消化能力随之下降，若立即吃鸡蛋，就难以消化、吸收，增加胃肠负担。同样，有些新妈妈为了增加营养，一天吃多个鸡蛋，其实这对身体并无好处，新妈妈每天吃2个鸡蛋就够了。

你知道“月子”期间的饮食安排吗?

新妈妈在“坐月子”期间身体处于一个特殊时期，除了需要足够的营养补充来保证产后体力的恢复外，还要哺喂新生儿，因此需要均衡的营养、多量的汤汁、多样化的主食、丰富的水果蔬菜，总计大约每日3 000卡热量的摄入。新妈妈最好每天要保证喝1~2杯牛奶，吃1~2个鸡蛋；中、晚餐可以是荤菜、素菜和汤，加餐可以选择小点心、水果等，早餐和晚上加餐可以选择多种多样的粥和馄饨等；每天的主食应该多样化。

你知道剖宫产妈妈的饮食安排吗？

（1）剖宫产术后6小时之内要禁食。因为剖宫产的妈妈术后胃肠道的正常功能被抑制，肠蠕动相对减慢，此时若进食，会加重肠道负担，并造成便秘、产气增多，不利于康复。

（2）术后6小时之后可进食半流质食物，术后第1天还以稀粥、面条等稀、软、烂、清淡、易消化的半流质食物为主，分6~8次给予。排气后，可以食用普通饮食了，注意多补充优质蛋白质、各种维生素和微量元素。

（3）应食易消化的食物。产后有乏力、不愿进食等现象属于正常反应，新妈妈不要担心，在腹胀排气前应该少吃或不吃产气多的食物，如牛奶、豆类、糖类、淀粉类等食物，以免加重腹胀。排气之后，可以和顺产的妈妈一样吃营养丰富的食物。

（4）油炸、辛辣、热性的食物最好不吃。剖宫产的妈妈由于腹压突然下降，腹部肌肉松弛、肠蠕动减慢，易出现便秘。同时因伤口疼痛致使腹部不敢用力，而造成大便干结。而油炸、辛辣、热性食物热量高、膳食纤维少，是易引起便秘的食物，所以最好不吃。

（5）活血类食物延后吃。桂圆、红枣、赤豆是活血的食物，吃了不但不补血，反而增加出血量。一般在产后2周后或恶露干净后才适合吃。

你知道新妈妈喝肉汤的学问吗？

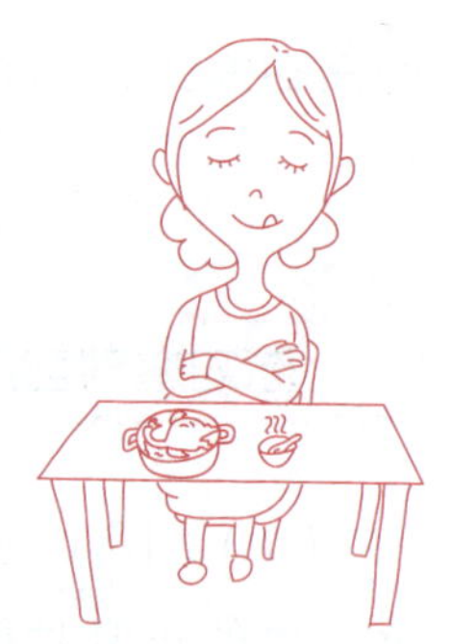

（1）不能光喝汤不吃肉。产后新妈妈需要多补水，多喝一些汤是有益的。但只喝汤不吃肉的做法是不科学的。因为蛋白质、维生素、矿物质等营养物质主要存在于肉中，溶解在汤里的只有少数，所以肉比汤的营养要丰富得多。

（2）“月子”里不可天天喝浓汤。有人认为“月子”里经常喝猪蹄汤、鸡汤等，营养丰富，最有补养效果。可如果天天喝的话，妈妈奶水中的脂肪含量会增加，这样的话，婴儿不但无法很好地吸收这些营养，还易发生腹泻，妈妈也易发胖。

你知道生化汤的功效吗？

生化汤有增强子宫平滑肌收缩、抗血栓、抗贫血、抗炎和镇痛作用，可以治疗产后血虚受寒，瘀阻胞宫所致腹痛、产后恶露不能流出、小腹冷痛等症状。分娩后2~3天，或服完收缩子宫的西药后即可开始服用，每天1~2次，服7~10天，一般至恶露呈淡褐色略带粉红即可。生化汤具有调理产后体质虚寒、出血与瘀血并存的状况。但是服用生化汤不要超过产后两个星期，因为在这之后，生化汤反而对子宫内膜的新生造成负面影响，它会让子宫内膜不稳定，反而会出血不止。这也是生化汤最常见的副反应。

你知道哺乳期产妇忌吃过量味精吗?

过量的谷氨酸钠能与婴儿血液中的锌发生特异性的结合，生成不能被机体吸收的谷氨酸，而锌却随尿排出，从而导致婴儿缺乏锌。这样，婴儿不仅出现味觉差、厌食，而且造成智力减退，生长发育迟缓等不良后果。因此，为了婴儿不出现缺锌症状，产妇应忌吃过量味精。

产后为什么忌食辛辣等刺激性食物?

韭菜、大蒜、辣椒、胡椒等可影响产妇胃肠功能，引发产妇内热、口舌生疮，并可造成大便秘结或痔疮发作，所以产后忌食辛辣刺激性的食物。

产后为什么忌食坚硬粗糙及酸性食物?

产后身体一般都比较虚弱，运动量也比较小，如果吃坚硬食物或者油炸类的食物容易造成消化不良，还会损伤牙齿，使产妇日后留下容易牙齿酸痛的隐患。

你知道产后不能过早食用人参吗?

人参补气止血，但刚生产完的新妈妈不宜服用。因为这段时间正在排恶露，若服用人参会使恶露难以排出，导致血块瘀滞子宫，引起腹痛，严重的话还会有蜕膜脱落不完全，引起产后大出血。

3

运动与行为

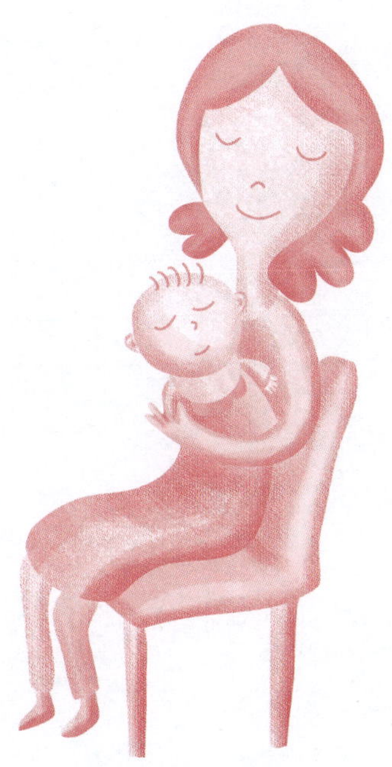

分娩期

你知道第一产程如何调节呼吸缓解宫缩疼痛吗?

（1）低频度呼吸：用鼻子吸气，将空气吸至肺底部，同时能感觉下半胸腔及腹部扩张，然后用嘴呼气，速度较慢。

（2）高频度呼吸：嘴微张开，轻轻吸气、呼气，只用肺的上半部，好像吹熄小蜡烛般，不需用力，速度加快。

需要注意的是，当阵痛轻微时，用低频度呼吸，阵痛加强时需用高频度呼吸，当阵痛停止时，则放松身体。

你知道第二产程如何调节呼吸缓解宫缩疼痛吗?

当进入第二产程（胎儿娩出）时，随着宫缩的加强，准妈妈深吸一口气，然后呼出，再深吸一口气，屏住呼吸，收紧腹肌，放松会阴肌肉，用力向前及向下将胎儿推出来（像用力排便时一样），直至宝宝慢慢地被娩出。当宝宝的整个头部将要出母体时，医生或者护士会让准妈妈停止用力。此时要尽量放松，同时配合做高频度呼吸。

如果从孕早期就开始进行这种呼吸练习，不仅可以健身，有利于产后身体各个部位的恢复，还可以帮助顺利分娩。

你知道哪些姿势可以缓解分娩痛吗？

开始宫缩后，一阵阵腹痛侵袭着产妇，会使产妇难以忍受，心里也很恐惧，身心备受煎熬。如果采取一些恰当的姿势，就可以帮助产妇缓解疼痛，有助于顺利度过分娩关。

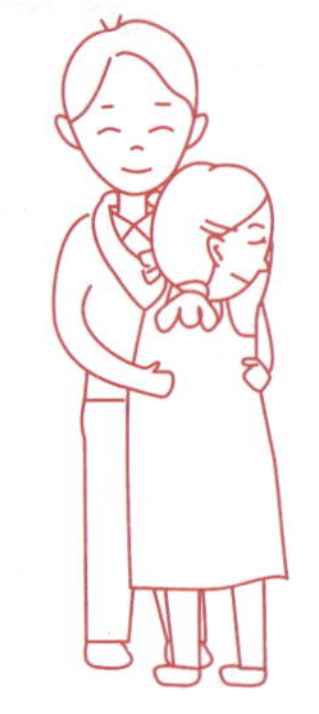

（1）双臂环抱丈夫颈部：在子宫收缩间歇时，产妇双脚分开站立，双臂环抱丈夫或陪护者的颈部，头部靠在其肩上，身体斜靠在其身上；丈夫或陪护者支撑产妇的身体，双手环绕住产妇的腰部，对产妇的背部下方进行轻柔地按摩。

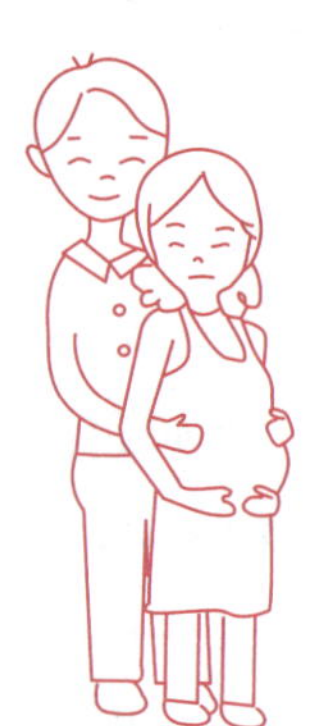

（2）背靠在丈夫的怀里：在子宫收缩间歇时，产妇双脚分开站立，将自己的背靠在丈夫或陪护者的怀里，头部靠在其肩上，双手托住下腹部；丈夫或陪护者的双手环绕住产妇的腹部，在鼓励产妇的同时，不断地与产妇的身体一起晃动，或一起走动。

（3）跪趴在垫子上：在床上或地板上放几个松软的垫子，产妇跪趴在垫子上，丈夫或陪护者在床的一边，用双手不断地按摩产妇的背部。这样可以减轻因宫缩引起的腰背疼痛，使产妇感到舒适一些，特别是胎位为枕后位的产妇（即胎儿的面部朝向产妇腹部）。

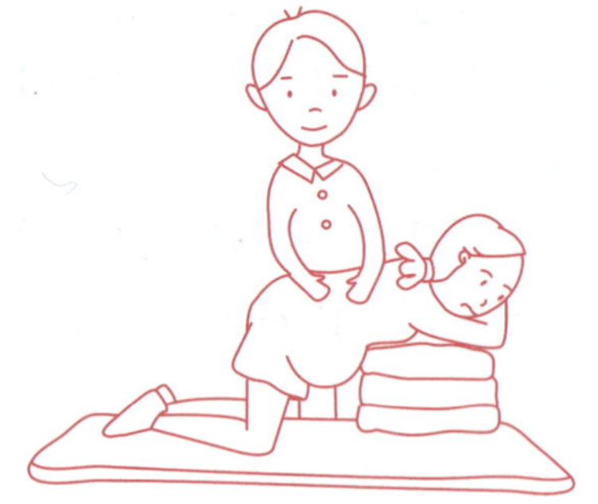

（4）面向椅背而坐：找一把舒适柔软的靠背椅，产妇面向椅背而坐，胸腹部靠在柔软的椅背上，头部放松，搭在椅背上；丈夫或陪伴者在产妇身后，不断地用手按压腰骶部。这样可以缓解产妇腰部的疼痛和不适。

（5）趴在床上：产妇坐在分娩球上，趴在床上，双手下可垫一个垫子，并且将双腿分开一些，左右晃动臀部，可减轻产妇腰背部的疼痛。

（6）趴伏在大腿上：丈夫或陪护者坐在床上或椅子上，产妇趴伏在其大腿上，双手环抱着丈夫或陪伴者的腰臀部，使其托着自己的身体；丈夫或陪伴者轻柔地上下按摩产妇的腰背部。

（7）蹲坐在床上：在从第一产程进入第二产程时，产妇可以在床上采取蹲坐的姿势，丈夫及陪护者分别站在床的两旁，产妇将自己的双臂搭靠在丈夫和陪伴者的颈肩上。这种由别人支撑的蹲坐姿势，会使产妇感到舒服一些，而且胎儿的重力作用还可以促进宫颈扩张。

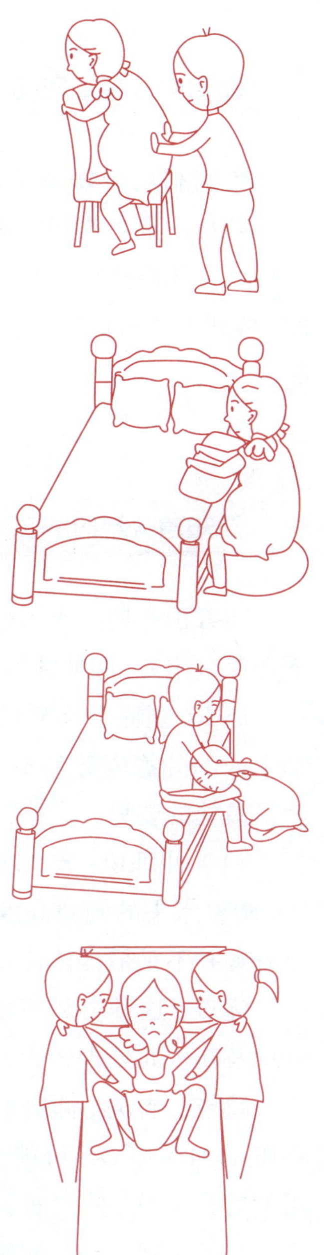

你知道分娩期使用分娩球可以缓解腰背部疼痛吗？

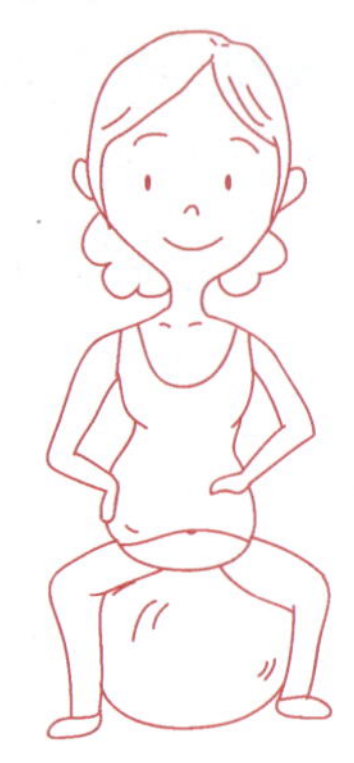

产妇利用分娩球采取各种姿势，如坐、趴等，一方面利用重力作用促进宫颈扩张，另一方面可以缓解腰背部疼痛。同时，由于分娩球具有玩具的特性，再加上丈夫的参与，使待产过程也能变得有趣起来。

你知道分娩时的姿势有哪些吗？

随着预产期一天天地临近，初次怀孕的准妈妈会担心分娩时不知怎么用力，胎儿才可以顺利娩出。

那么，到底什么样的姿势及用力方法才是正确的呢？其实，每个人的分娩姿势都不可能完全相同，使自己觉得舒服的姿势，就是最佳的姿势。

（1）仰卧位：产妇平躺在床上，两腿张开抬高，可依产妇需要，调整床头的倾斜高度。目前大多采用此种分娩姿势，但仰卧位分娩并不是最佳体位。

优点：这种姿势可以帮助胎儿转换胎位，便于分娩，对产科处理及新生儿处理较为方便，适合医务人员的操作。

缺点：首先，仰卧时增大的子宫会压迫下腔静脉，使流回心脏的血量减少，可能会引发胎儿窘迫和产后出血；其次，采用仰卧位分娩，使得骨盆的可塑性受到限制，产道狭窄，增加难产的机会；最后，不能够充分利用胎儿的重力作用，导致产程延长，容易使产妇乏力，且产妇的会阴部扩张不充分，容易发生撕裂。

（2）侧躺式：侧向躺着，背部呈弓状弯曲，丈夫或陪伴者可以帮助产妇把一只脚抬起。这种姿势所受的重力作用虽然不大，但对于产妇来说是一种比较舒服的姿势。

优点：能使会阴放松，减少静脉受压，防止胎儿窘迫和产后出血。

缺点：医护人员操作较为不便。

（3）前倾跪式：产妇将手放在床上或者支撑物上，两腿分开。

优点：可以降低阴道撕裂或者会阴切开的概率，有助于完全臀位或枕后位的胎儿顺利分娩。

缺点：产妇可能会比较累，膝盖所承受的重力较大，时间长了，产妇可能会受不了。在膝盖和手下面可垫抱枕和靠垫，这样产妇会舒服一些。

（4）站立式或蹲式：产妇站立或蹲着，必须有人搀扶或手抓栏杆等。

优点：站立位可以充分利用重力的作用，先露的部位直接压迫子宫下段，可以使子宫收缩强而有力，有效地缩短产程；同时胎儿重力与产道方向保持一致，宫缩能使胎头在产道中容易旋转。产妇若采取蹲式分娩，产道的宽度就会变大，与卧式相比，产道横断面的面积可增加30%。

缺点：采用这个姿势产妇会比较累，且产妇久站后，会阴容易发生水肿；有急产倾向及产程进展较快的产妇不应采取该分娩方式。

你知道分娩时如何用力吗?

分娩的时候应按医生的指示，交替进行用力及放松。当有宫缩时用力，一次约10秒钟，如果宫缩持续，就要继续吸气用力，宫缩停止时，则全身放松，稍微休息。只要休息得当，就能使得上劲，同样，用力得当就能减轻阵痛。用力需配合宫缩，而在宫缩间歇期，为了使胎儿得到更多氧气，进行能量存储，此时母体应尽量放松，越放松越好。

宫缩时的用力要领如下：

（1）仰卧，双手抓住枕头或床栏，宫缩高峰的时候使劲。

（2）采取仰卧的姿势做深呼吸，深吸一口气后暂时憋住，然后像排便一样，向肛门的方向用力。

（3）无法再憋气时，便马上吸一口气，然后继续用力。

你知道有助于顺产的6个动作吗?

正常情况下，医护人员会建议产妇要多走动，不要躺在床上默默地忍受阵痛的来临。因为，保持身体的直立能够加强重力作用和促进骨盆扩张，还能使充足的血液流向胎盘，为即将进入“战斗”的胎儿提高“奋斗”的氧气，降低胎儿在产程中发生窒息的危险，这些都有助于分娩的顺利进行。

除了多走动，这里还有6个动作，同样可以达到促进分娩的作用。

（1）压腿：将一只脚放在比较稳固的椅子、床、楼梯上，身体前倾，像压腿的姿势一样，在宫缩到来时摇晃臀部。

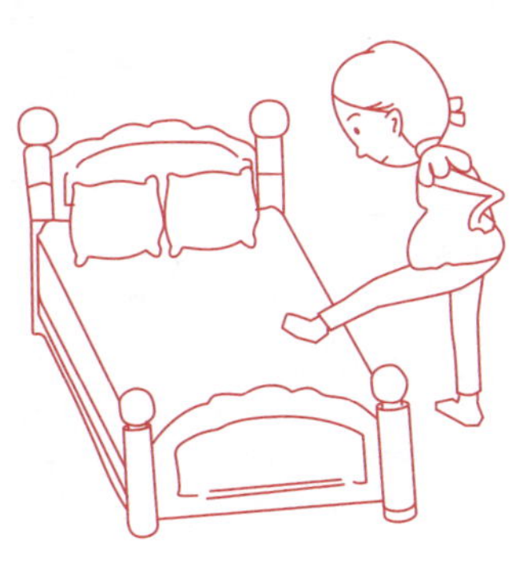

优点：当一条腿抬高时，骨盆会相应的打开，胎儿下降的空间也会变得宽敞。

（2）深蹲：两脚分开，用手扶着或倚着床作为支撑，然后屈膝下蹲、半蹲，或者完全蹲。

优缺点：宫缩时下蹲会转移压力，可以有效地减轻疼痛，不过这个动作会让腿部承受一定的压力，所以在预产期前几周就可以练习下蹲的动作。

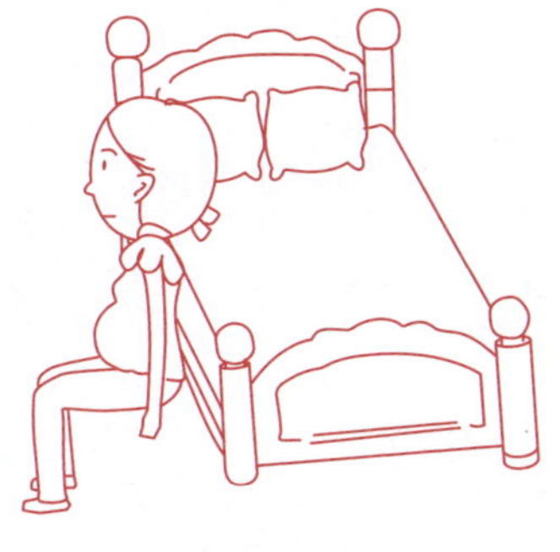

需要注意的是，在下蹲的时候千万不要尝试用力娩出胎儿，因为这时的宫口没有完全打开，盲目地用力不仅会让自己痛苦，而且还会消耗大量体力，影响产程的进展。

（3）身体前倾：在桌子或床上放置一个枕头，如果床能升降，尽量调到最高，身体前倾随意趴靠在枕头上，当宫缩时就摇晃臀部。

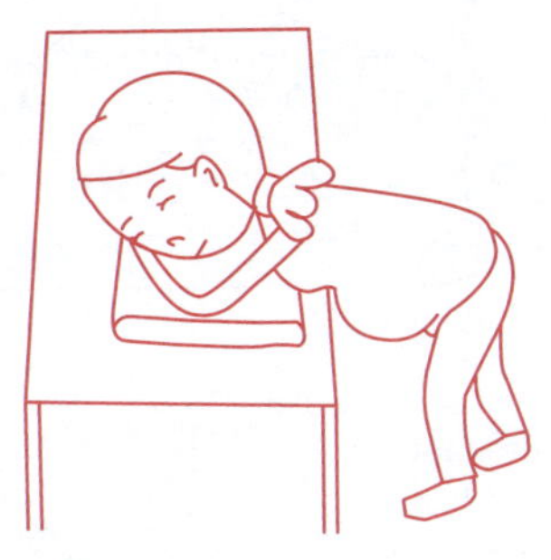

优点：因为站立的关系，重力会起到加速产程的作用，而且在疼痛难忍时，靠在柔软的物体上，感觉非常舒适，更容易放松。

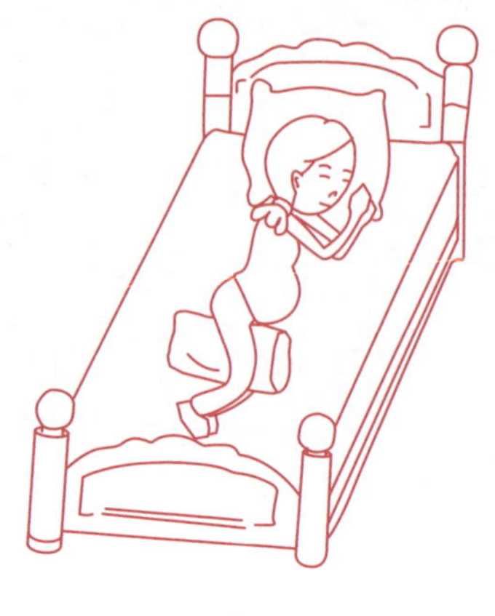

（4）左侧卧：在阵痛的间歇期，如果产妇想休息，可以采取左侧卧位，双腿间放一个枕头。

优点：减少静脉受压，增加胎儿氧气供给，防止胎儿窘迫。

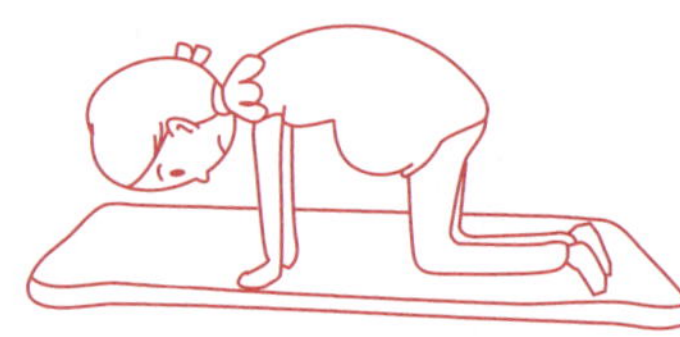

（5）胸膝位：跪在地板上或者床上，双手撑地，把腰向上拱起，放平，然后再拱起，再放平，这样交替进行，宫缩时摇晃盆骨。

优点：当产妇在做这个动作时，胎儿受到的压力是最小的，动脉和脐带也不会受到任何压力，要比一直躺在床上感觉舒服。

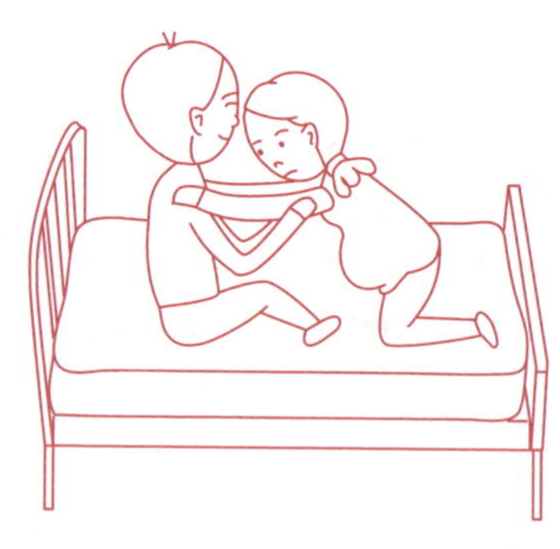

（6）床上前倾身体：把病床后半部升高至直立状态，然后跪在床上，扶着直立的床面，身体慢慢地前倾，如果病床没有升降的功能，也可以让丈夫坐在病床上代替升起的床头，这个“床头”一定最舒服。

优点：方便于正在进行胎心监护或由于其他原因无法下床的产妇，能利用胎儿的重力作用加速产程。

产褥期

你知道如何做产褥体操吗?

产褥体操，也即产后健身操，它应包括：能增强腹肌肌张力的抬腿仰卧起坐运动、锻炼盆底肌及筋膜的缩肛动作及锻炼腰肌的腰肌回转运动。产后2周以后，新妈妈还可以开始加做胸膝卧位锻炼，以预防或纠正子宫后倾。产后健身操的运动量应由小到大，循序渐进。

你知道做产褥体操的注意事项吗?

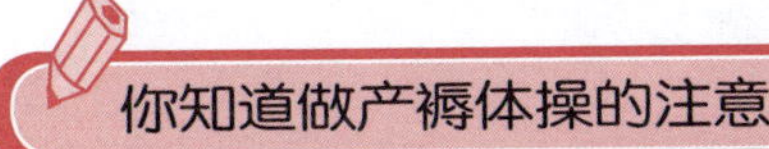

（1）顺产后第1天即可开始做产褥体操，出血多、产后有异常情况及体温在37.5℃以上的新妈妈，应向医生咨询后，再开始做产褥体操。

（2）做产褥体操前应做好准备：先排空膀胱，再把衣服放松一些，让身体充分放松，容易活动。

（3）做完体操后，阴道分泌物会稍微增多一些，不用担心。

你知道产褥期活动可以促进恶露排出、有助于身体恢复吗?

“坐月子”期间产妇要多加休息，不过这并不等于整天卧床不动，适当的活动与合理的运动有助于产妇的康复。一般来说，正常分娩的产妇在产后6~12小时后即可起床做轻微活动，产后第2天可在室内随意走动。新妈妈产后第1天到第3天做抬头、伸臂、屈腿等活动，1周后可在床上锻炼腹肌、腰肌、下肢和头、肩等，10天后即可做些轻微家务和一般体操。

产后早期运动，对新妈妈的体力恢复和器官复位有很好的促进作用。但有些新妈妈急于恢复身材，产后过早开始进行大量剧烈运动，这样会影响器官的恢复和剖宫产伤口或会阴侧切伤口的愈合。另外，产后还要避免长时间弯腰站立、下蹲或是干重活，以防止子宫出血和子宫下垂，影响妈妈的体形恢复和身体健康。产后运动要有一个递进的过程，但必须一直坚持，不能间断。要从较轻柔的动作开始，如散步等，慢慢过渡到正常的运动，如仰卧起坐等。

你知道“坐月子”如何运动吗?

新妈妈“坐月子”时，可以进行一些简单轻松的活动，这样有利于身体的恢复。

(1) 产后第1周

此时，新妈妈的身体十分虚弱，应以卧床休息为主，对尽快恢复体力很有帮助，但同时也要做些适当的活动。

a. 尽早下床：产后尽早活动，可增强新妈妈的食欲，预防产后便秘，促进子宫收缩、恶露排出等。一般来说，自然分娩后当天就可以下床，第2天就可以在房间里慢慢走动，每天2~3次，每次20~30分钟；还可以在床上做抬头、伸臂、屈腿、抬腿等简单的产褥体操以锻炼腹肌，每天3~5次，每次10分钟左右。

b. 次日淋浴：自然分娩后第2天即可温水淋浴，但第一次淋浴的时间不宜太长，5分钟左右即可。新妈妈产后早沐浴，不仅能促使身体尽早康复，还有清凉解暑的作用，这在盛夏可是两全其美的事情。

（2）产后第2周

a. 保证充足的睡眠：新妈妈的体力正在恢复之中，充足的睡眠仍然很重要。不过，从后半周开始，新妈妈起床活动的时间可适当延长，逐渐恢复按时起居的习惯，但不可以过度劳累，以免影响乳汁的分泌。每天的睡眠时间应保持在10小时左右。

b. 锻炼要循序渐进：从本周开始，新妈妈应增加仰卧起坐的次数，每天做2~3次，每次15~20分钟。以后逐渐增加活动量，增加胸膝卧位或四肢撑床抬举臀部等产褥体操。

c. 沐浴：从本周开始，新妈妈每天都可以沐浴，但产后6周内都应避免盆浴，以免盆中的污水进入阴道内，引起产褥感染。浴室的空气一定要流通，保持常温，每次淋浴5~10分钟即可，淋浴的水温以36~38℃为宜。不要因为天气热就用较凉的水淋浴，这样容易引起恶露排出不畅，导致腹痛及日后月经不调等。剖宫产的新妈妈可以擦浴，一般术后2周以后可以淋浴，注意淋浴后保持伤口干燥。

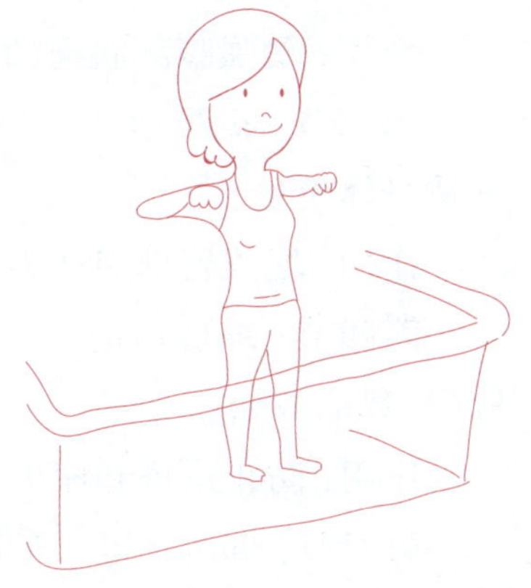

（3）产后第3周

a. 早晚到阳台活动：随着身体的逐渐恢复，新妈妈每天早晚凉爽时，可以带着宝宝走出房间，到阳台上走动，呼吸新鲜空气，这样就会神清气爽，对健康大有好处。

b. 坚持锻炼健美：从现在开始，新妈妈们应从产褥期体操改为产后形体恢复体操，以促进盆底及会阴肌肉弹性的恢复，防止产后发胖。只要每天坚持适量锻炼，就可以恢复孕前诱人的身材。

你知道做产后保健操的方法及好处吗?

产后保健操是促进产后恢复的运动，简单易行，也不会有疲劳感，可在家中进行，每天1~2次，持续做3个月左右为宜。可在产后10天开始做整套保健操。

第一节：呼吸运动。仰卧，双手抱至脑后，深吸气，抬高胸部，使腹部尽量下陷，然后呼气。

作用：运动腹部，增强腹肌力量。

第二节：举腿运动。仰卧，双臂伸直放在身旁，左右腿轮流举高，与身体呈直角。

作用：增强腹部肌肉的力量。

第三节：挺腹运动。仰卧，双膝屈起，举起臀部，用肩及双脚支持身体重量。

作用：增强臀部肌肉力量。

第四节：缩肛运动。仰卧，双膝分开，再用力合拢，然后收缩肛门，最后放松。

作用：防止痔疮和尿失禁。

第五节：仰卧运动。仰卧，双手叉腰坐起，可在产后10~14天开始做这节操。

作用：减少腹部脂肪。

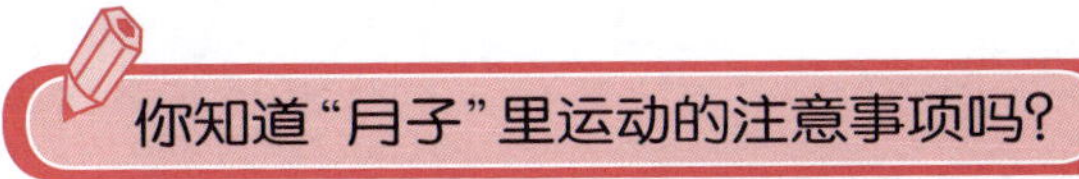

你知道“月子”里运动的注意事项吗?

虽然产后新妈妈体虚需要休息，但并不意味着需长期卧床。产后新妈妈活动好处多，只要身体情况允许，就应及早开始运动。但需注意以下几点：

（1）产后开始活动的时间：如果是自然分娩，产后2小时新妈妈就可以下床去上厕所，产后24小时就可以随意活动。但要避免长时间站立、久蹲或干重活，以防子宫脱垂。剖宫产的产妇只要体力允许，在产后24小时可以试着下床活动，术后及时活动可促进肠蠕动，尽早排气，避免发生肠粘连，防止因活动过少而导致下肢发生血栓性静脉炎。

（2）“月子”里应避免重体力的家务劳动：刚分娩后的一段时间里，新妈妈不能做较重体力的家务，如洗衣、提水、抬重物等，否则会造成子宫脱垂。如果新妈妈身体恢复得很好，产后10天可开始做一些轻体力的家务，但忌久蹲或用力过猛，以免腹压增高损伤盆底组织，也可以在医生的指导下开始做产后保健操。

（3）产后休息与活动：产褥期应保证产妇有充足的睡眠，每天保证有10小时左右的睡眠时间。10天后可以做较轻体力的家务，一个月后可以逐渐恢复到正常的活动。

（4）产妇出现身体不适时要听从医生的安排：如果产妇出现发烧、出血、心脏病、高血压、严重贫血等情况，需要限制活动或推迟下床活动时间，具体时间应该听从医生的安排。

（5）第一次下床活动必须有人陪伴：新妈妈第一次下床活动时，必须有人陪伴，以防体虚晕倒，注意不要站立过久。

哪些产妇产后不宜做体操运动?

有些产妇由于体质虚弱，孕期患有疾病，产后恢复较慢，所以不能进行强度大的体操锻炼，只能做一些轻微的活动，主要有：① 潮热汗多者；② 血压持续升高者；③ 有较严重心、肝、肺、肾疾病者；④ 贫血及其他产后并发症者；⑤ 剖宫产者；⑥ 会阴严重撕裂者；⑦ 产褥期感染者。

如何运动既瘦身又不伤身呢?

要减体重的新妈妈进行运动的频率可以是两天1次，或是每周3次，每次半小时以上，这样就能使人体的基础代谢率不会减缓。适量的运动就是在运动时身体不感觉到难受，如饭后30分钟内，进行慢步行走为宜，不适宜太过剧烈的运动，否则胃肠就有可能会感到不适。

每次运动的前15分钟，消耗的是糖分，尚未消耗脂肪，在运动30分钟后，才会开始消耗较多的脂肪，如有氧运动，就有极佳的燃脂效果。

你知道产后束腹危害多吗?

很多新妈妈为了恢复体形,“月子”里就将自己的腰部、腹部紧紧裹住,以至于弯腰都十分困难。其实,这样做是不科学的。腹部是人体大血管密集的地方,“月子”期间束腹不仅无法恢复腹壁的紧张状态,反而因腹壁外压力骤然增加,加上产后盆底支持组织及韧带对生殖器官的支撑力本已下降,将会导致子宫下垂、子宫严重后倾后屈、阴道前后壁膨出等症状。另外,由于生殖器官正常位置的改变,盆腔血液运行不畅,导致抵抗力下降,容易诱发盆腔炎、附件炎、盆腔瘀血综合征等各种妇科疾病,严重影响新妈妈的健康。所以产后恢复体形,不要束腹,应坚持锻炼,如经常做抬腿、仰卧起坐等运动,以及一些产后保健操。

你知道产后瘦身应掌握生理周期吗?

产后一般需要6~8个月的生理周期,身材才能完全恢复正常。一般成熟女性有规律的生理周期在28天左右。看似普通的数字,却含有神秘的身体变化。掌握了自己身体的生理周期,就等于掌握了自己的减肥周期。好好利用身体的生理周期,起到事半功倍的效果。

下面介绍新妈妈4周的生理周期瘦身法:

(1)瘦身预备期(第1~7天):第1周的生理周期为第1~7天。这个阶段,新妈妈的身体经历月经来潮,身体新陈代谢减慢,容易疲劳、郁闷或不专心，胃口也没有以前好。因此不适合练习动作过大的瑜伽，而应适当做一些静心的调适或肩胸简单运动，可以用控制饮食的方法达到减肥的效果。

（2）瘦身黄金期（第8~14天）：第2周的生理周期为月经过后的1周，即第8~14天，是减肥黄金周。这个阶段，新妈妈身体的新陈代谢开始加快，消化功能好、精神稳定、心情愉快。月经期在体内积蓄的水分能够迅速被排出体外，全身有变轻盈的感觉。所以，运动量可以加到最大，练习高温瑜伽最合适，每天可以练习40分钟。

（3）瘦身成效期（第15~21天）：第3周的生理周期为第15~21天。这个阶段，身体与情绪的配合比较合适，身体新陈代谢加速提高，脂肪燃烧快速进行，减肥成果最明显。这个阶段的训练时间可以延长，可以针对减肥的部位加强重点练习。不过，因胃口特别好，所以要控制饮食。

（4）瘦身缓慢期（第22~28天）：第4周的生理周期为第22~28天，即月经来潮的前期。这个阶段，新妈妈身体的新陈代谢开始变慢，身体里的水分开始增多，情绪不稳定，易躁怒，减肥效果变慢。所以，适合练习轻松简单的瑜伽体式组合，比较适宜练习恒温瑜伽，最好不要练高温瑜伽，饮食以清淡为主，一定要远离甜食和油炸食物。

你知道瘦身不能节食吗?

新妈妈瘦身不能先节食，然后再拼命地运动。新妈妈节食会使身体的新陈代谢率降低，最后反而消散肌肉，而不是减去脂肪，体力也会因此下降。所以，新妈妈每天摄取的热量不能少于1 200卡，而哺乳的新妈妈必须再加上500卡。每周以减重0.5~1千克为宜。这样，虽然不能在短时间内减去很多重量，但减去的总体重反而较大，而且不易反弹。健康的节食时间应从产后半年左右开始。这个时候，宝宝开始添加辅食，减少进食母乳量。新妈妈应在营养均衡的前提下，适当减少饮食，尤其是高脂肪食物的摄入量。

你知道产后瘦身忌吃减肥产品吗？

产后忌吃减肥产品，包括减肥药、减肥茶等，都不适合用来进行产后纤体。因为减肥药主要是通过使人体少吸收营养，增加排泄量，从而达到减肥的目的。同时，减肥药也会影响人体正常的代谢。尤其是哺乳期吃减肥药，大部分药物都会从乳汁排泄，这样就等于给婴儿也吃了减肥药。由于婴儿肝脏解毒功能弱，减肥药量大，容易使婴儿的肝脏功能受损，引起肝功能异常。

你知道如何判断产后肥胖吗？

以往人们认为产后体形会自然恢复，其实不然，有80%的肥胖女性都是生产后没有及时纠正而造成的。新妈妈可以自测一下是否肥胖，来判断自己是否真的有减肥的必要。这里介绍一下体重指数计算法，体重指数=体重（千克）/[身高（米）]^2，体重指数的正常范围是19~25，如果超过25，则为肥胖。如果新妈妈的自测结果超过25，也不要沮丧，产后肥胖是可以减掉的。要想产后减肥有效果，一定要有正确的认识，民间的减肥经验并不一定正确。只要树立科学的减肥观念，减肥将不会是一件困难的事情。

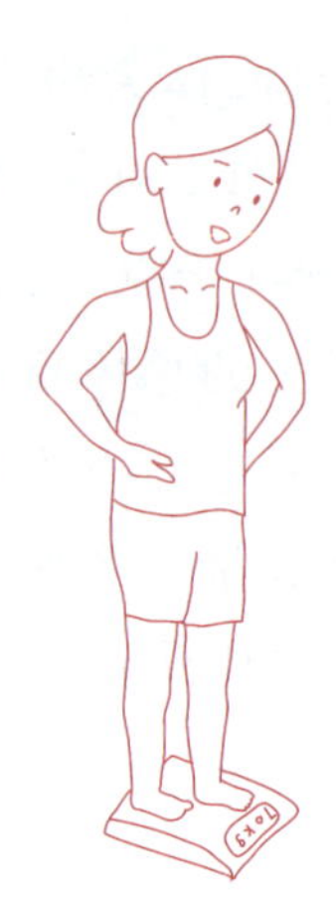

你知道产后塑形瑜伽的好处吗？

（1）恢复苗条身材：适当练习产后瑜伽，能改善血液循环，增强皮肤弹性及加速脂肪消耗，达到瘦身的目的。因为产后身体各个关节都比较松弛，所以运动量要慢慢地增加，听从健身教练的指导，预防发生运动伤害。

（2）改善不良姿势：准妈妈因为孕期和分娩期会发生一些生理上的改变，从而养成了一些不正确的姿势，如身体重心前移、颈椎前凸、盆骨前倾等。而宝宝出生后，新妈妈因为要经常抱着宝宝，也使重心前移，所以后背、盆骨及脚跟都会发生酸痛。而适当的瑜伽运动可以很好地纠正这些不良姿势。

（3）加速体能恢复：产妇在产后往往会感觉浑身疲乏，精神不振。新妈妈尽早开始练习瑜伽，对体能的恢复很有好处。

你知道产后如何练习瑜伽吗？

刚开始练习瑜伽时，健身教练不会给新妈妈安排很大的运动量，新妈妈也不要着急。练习时，时间不要太长，等身体适应后再增加运动量。如果在练习的过程中，新妈妈有腹痛、出血等症状，要马上告诉教练，立即停止运动。

你知道产后练习瑜伽的时间吗？

练习瑜伽的时间由新妈妈的身体状况和对疼痛的忍受程度来决定，如分娩前的身体状况、分娩后伤口是否疼痛、瑜伽练习的经历以及有无运动受伤的经历等。

你知道产后练习瑜伽的注意事项吗？

（1）保持空腹状态，一般是在餐后3~4小时开始练习。

（2）衣着要舒适，方便在练习时自由活动，不受拘束。

（3）以赤足练习最好。站立的地面应有软垫，以保证不滑倒。如果是坐、卧、跪的姿势，可在地毯或地板上练习。

（4）练习的场地要空气流通，空间开阔，可以很好地伸展肢体。

（5）用心体会每个动作所带来的身心感受。

（6）如果在保持某个姿势时，感到体力不支、身体颤抖等，应马上还原。

（7）量力而为，适可而止，不要急于求成，应在个人极限的范围内温和地伸展肢体。如果过度劳累，反而会产生负面影响。

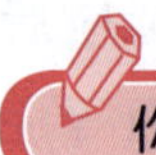

你知道有助于新妈妈恢复元气的瑜伽运动吗?

产后瘦身需要科学的方法和耐心。在恢复期做些放松身体的运动，会起到潜移默化的作用。产后瑜伽的作用主要是恢复肩、背、胸部元气，缓解身体紧张和劳累，有效地锻炼颈部和肩部肌肉，收紧产后松弛的腰腹部肌肉。下面介绍恢复元气的3种瑜伽动作，能在最短的时间里帮助新妈妈瘦身，恢复昔日的苗条身材。

(1) 放松颈肩式

a. 仰卧在床上，屈膝，放松肩、背、颈部，脊椎尽量贴在床上。上半身处于放松状态，肌肉不要紧绷，越松弛越好。

b. 头部向左转动，停留5秒钟，均匀呼吸。

c. 头部回正，反方向转向右方，重复做5次。

提示：头部练习可以放松颈部肌肉。也可以闭上眼睛，想象一下整个动作的过程，动作一定要缓慢，不能太快，每个方向应多停留一会儿。

(2) 抬头式

a. 双手重叠，放在腹部靠下的地方。

b. 吸气，收紧会阴，抬头看腹部，均匀呼吸，坚持10秒钟。

c. 呼气，放松头部。

提示：注意抬头时不要屏住呼吸，应保持呼吸顺畅。

(3) 提肩式

a. 手臂向上抬起，并保持与床面垂直，用手臂的力量带动双肩向上。

b. 让肩膀离开床面，坚持一会儿，直到肩部周围的肌肉有点酸痛为止。

c. 缓慢回到起点，重复做4~8次。每次上抬时吸气、放下时呼气。

提示：当肩膀向上提起后再放下时，两个肩膀会感觉很舒服。这个简易动作，能帮助新妈妈很好地恢复肩部、胸部的元气。

4

家庭护理方法

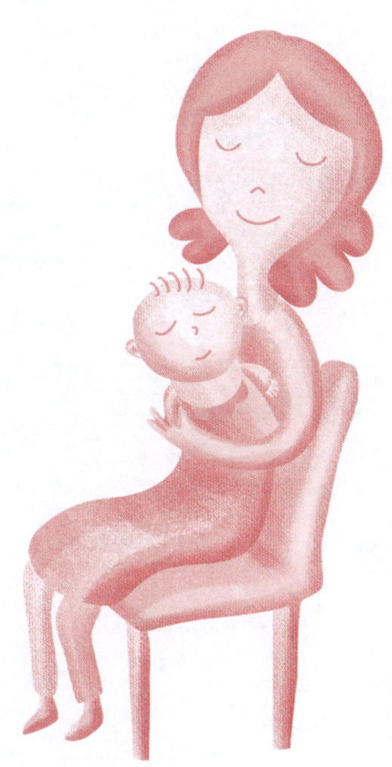

（一）分娩期

顺产护理

你知道孕妇需要做哪些准备工作来迎接新生命吗?

多数孕妇由于缺乏有关分娩方面的知识，会产生焦虑和恐惧的心理，而这些精神心理问题又会影响产程的进展和母婴的安全。因此，孕妇在分娩前做好充分的心理和身体方面的准备是保证安全分娩的必要条件。

孕妇应该树立自然分娩的信心，用愉快的心情来迎接新生儿的诞生。丈夫应该给予妻子关怀和鼓励。在孕期参加孕妇学校有助于了解分娩的相关知识。向产科医生咨询，对自己的妊娠和分娩情况有一个全面清楚的了解，以去除不良的情绪，保持良好的心理状态。实践证明，思想准备越充分的孕妇，分娩时难产的发生率越低。

分娩过程中体力消耗较大，尤其是初产妇，产程常需要十几个小时，因此孕晚期需注意保证充分的睡眠和休息，以保证充足的体力。此外，孕晚期（孕37周后）孕妇应禁止性生活，禁止盆浴，禁止一切不良刺激，加强营养，按时监测胎动，并对自身情况进行评估。

你知道待产包里需要准备什么东西吗？

待产包里是入院分娩所需准备的物品。孕晚期时，孕妇应在家人的帮助下，根据医院的要求，及早将住院所需物品整理好，以防紧急状态下手忙脚乱。待产包里一般应包括以下物品：① 身份证、准生证、产检记录册、医保卡等证件；② 衣物、洗漱用品、护肤品、卫生用品等日常用品；③ 适用于产程中食用的食物和饮料；④ 尿片、纱布、湿巾纸等婴儿用品。

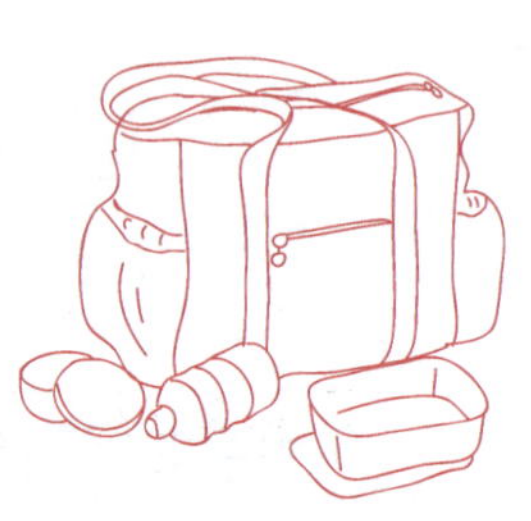

你知道有几种分娩方式吗？

分娩的方式有自然分娩、产钳助产术、胎头吸引术和剖宫产术4种。

自然分娩是最理想的分娩方式，是指在产力的作用下，胎儿头部以最小径线通过母体产道，自然娩出胎儿的过程，是人类自然的生理过程和生理现象。

产钳助产术是用产钳来牵拉胎头以娩出胎儿的分娩方式。采用产钳助产术多见于以下几种情况：① 宫口开全后宫缩无力或胎位不正时；② 因有妊娠并发症或合并症，需缩短第二产程时；③ 胎儿出现异常情况，需抢救胎儿时。

胎头吸引术一般用于胎儿即将娩出而产力不足时，使用一种特制的吸引器，利用负压吸附在胎头上，当产妇屏气向下用力时，

医生可以通过吸引器牵拉胎头，帮助胎儿娩出。胎头吸引术和产钳助产术相似，但由于其牵引力大于产钳，且负压对胎头外形产生影响，所以使用率远低于产钳助产。

剖宫产术的目的是保护胎儿和母亲的安全，也就是说当阴道分娩有危险性或是不可能将胎儿娩出时，就要选择剖宫产。但是近年来很多产妇由于惧怕分娩时的疼痛而选择剖宫产，导致剖宫产率居高不下。

你知道自然分娩有哪些好处吗?

自然分娩对于母亲来说没有手术可能出现的并发症和创伤，分娩后活动自如，身体恢复快，子宫上不留瘢痕，如果再次分娩，危险性较瘢痕子宫的产妇小。

对胎儿来说，经过产道的挤压，将胎儿呼吸道内的羊水挤出，出生后不容易发生湿肺、窒息以及吸入性肺炎。胎儿胎头受压后，呼吸中枢活跃，出生后能迅速正常呼吸。另外，自然分娩不会出现剖宫产时器械损伤新生儿的危险。

你知道什么是假临产吗?

孕妇在分娩发动前，常出现假临产，假临产的特点是宫缩持续时间短（不超过30秒）且不恒定，间歇时间长且不规律，宫缩强度不增加，常在夜间出现、清晨消失，宫缩不适主要在下腹部。孕晚期如果孕妇出现了这样的宫缩，不必急于入院。

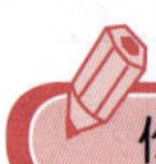

你知道孕妇何时应入院待产吗?

一般来说，多数产妇在分娩前2天左右会经阴道排出少量血性黏液，叫做“见红”，见红后不久就会出现宫缩。也有些孕妇是先宫缩，后见红。起初的宫缩并不强烈，但随着时间的推移，宫缩会越来越有规律，宫缩的间隔时间越来越短，持续的时间越来越长。当宫缩间隔时间减至每10分钟一次时，就该立刻去医院待产。当然，如果产妇住得离医院较远，或交通不方便，那就需要适当提前去医院待产的时间。

破膜是及时去医院的另一个信号。如果破膜发生在规律宫缩之前，也应立即平卧去医院请医生检查。

正常足月经产妇由于子宫颈较松弛，容易扩张，从规律宫缩到宫口开全仅需8小时左右。因此，可在有临产先兆或规律宫缩不太频繁时即入院待产。

对于既往有妊娠并发症和异常分娩史，如难产、先兆早产、妊娠期高血压疾病等情况的产妇，应按医生要求择期入院。双胎妊娠应于预产期前2~4周入院，达到预产期却仍未分娩的孕妇应先核实预产期，在超过预产期7天左右由医生安排入院。

你知道如何判断胎膜破了吗?

胎膜破裂的信号是阴道有清亮的水流出，不能控制，常发生于腹压增加或大小便之后，阴道内突然有大量水流出，时断时续。如在临产前，胎膜先破，羊水流出，应该立即平卧并送医院待产。

这是因为羊水流出后脐带有可能随之脱出，导致胎儿死亡。

正常的羊水是无色半透明的，血样、绿色浑浊的羊水都要引起注意。经医生检查确诊前，应坚持平卧，抬高臀部，会阴部放置消毒巾，以减少感染的机会。

身材矮小的孕妇是否会难产?

不少身材矮小的妇女怀孕后总是提心吊胆，生怕自己难产，其实并非如此，一个人的身材高矮与骨盆不一定成正比，且胎儿能否顺利娩出还与骨盆的形态有关。有些身材高挑的女性有着男性骨盆，盆腔呈漏斗状，内径小而深，胎儿不易通过。而有些身材较矮小的女性，臀部宽，呈典型的女性骨盆，盆腔呈桶状，宽而浅，内径大，胎儿容易通过。此外，胎儿的大小、胎位与骨盆是否相称也是衡量可否顺产的因素。

身材矮小的孕妇大可不必顾虑重重，骨盆的形态是否正常通过外测量可以得出初步估计，医生会根据您的测量结果和胎儿的检查情况给您合理的建议，所以并不是身材矮小的孕妇就一定会难产。

你知道第一产程有哪些注意事项吗?

第一产程持续时间长，而且由于宫缩，常造成产妇不适或腹痛。此期产妇要放松情绪，避免焦虑、恐惧心理。在宫缩时，应尽量分散注意力，有条件时，可选择喜欢的电视节目或听轻音乐，同时做深呼吸，并用两手轻揉下腹部。如果腰骶部疼痛，可用手或拳头压迫疼痛部位，以减轻疼痛。宫缩不剧烈时，产妇应抓紧时间休息，以免第一产程时间过长，产妇体力消耗过多，引起宫缩乏力。在宫缩间歇时，可进食以储备能量，但应避免过饱，以免引起呕吐。要勤于排尿，由于行动不方便，所以对产妇来说，上厕所是一件麻烦事，但是憋尿会使膀胱充盈，妨碍胎儿的下降，所以不要怕麻烦，要及时排空膀胱。

你知道第一产程中如何保持乐观的心态吗？

尽管分娩是正常的生理过程，但对产妇来说却是持久而强烈的应激过程。而且，许多初产妇从各种渠道了解到有关分娩的负面消息，害怕分娩引起的剧烈疼痛和对分娩安全性的不确定，致使情绪紧张。产妇的这种情绪会使机体产生一系列的变化，如心率加快、呼吸急促、肺内气体交换不足，致使子宫缺氧、收缩乏力、产程延长、体力消耗过多。产妇应在产前了解分娩的心理过程及其影响因素，避免消极情绪，树立信心，保持乐观的心态，顺利通过分娩全过程。

你知道什么是正常的宫缩吗？

正常的宫缩是临产的主要标志，它具有以下特点：

（1）节律性：临产时每2次宫缩之间间隔5~6分钟，宫缩持续约30秒钟后逐渐减弱消失，间歇期子宫肌肉松弛。随产程的

进展，宫缩持续时间渐长，甚至超过1分钟，间歇时间可缩短至1~2分钟，这时宫缩强度逐渐增加。

（2）对称性、极性：正常宫缩由两侧子宫角开始，先向子宫底中部集中，再向子宫下段扩散，收缩力以子宫底部为最强，是子宫下段的2倍。

（3）子宫缩复作用：每当宫缩时子宫的肌纤维变短而宽，间歇期肌肉松弛变长，但不能完全恢复至收缩前的长度而略短，即缩复作用。随着产程进展，子宫体部肌纤维越发变短而下段拉长变薄，子宫口开大，子宫容积逐渐缩小，使先露部不断下降，直至胎儿娩出。

你知道如何避免宫缩乏力吗？

宫缩乏力多由以下几个因素综合引起：① 胎位不正、头盆不称使胎儿的先露部不能紧贴子宫下段，因而不能引起有效的反射性子宫收缩；② 产妇精神紧张，顾虑重，吃不好，睡不好，使大脑皮质处于抑制状态，从而使宫缩乏力；③ 子宫过于膨大（如双胎、羊水过多、巨大儿等）以及子宫畸形、子宫肌层发育不良等，都能影响子宫收缩；④ 过多地应用镇静药或麻醉药，使子宫收缩无力；⑤ 内分泌失调、第一产程用力过早均可导致宫缩乏力。

因此，产妇要做好以下几点，避免宫缩乏力：① 根据产前检查等资料，可以初步确定分娩方式，如胎位不正应早作纠正；② 正确认识分娩，要了解分娩过程，避免精神紧张，克服恐惧心理，保持轻松愉快，以良好的心态对待分娩；③ 临产后要安排好生活，及时补充能量，适时休息，保持良好的身体状态；④ 产程中与医护人员密切配合，按照医护人员的指导积极应对。

你知道临产时胎位的变化有哪些吗?

有些孕妇在门诊产前检查时一直被告知胎位是“正”的，而生产过程中却被告知“胎位不正”，孕妇和家属常常会觉得难以理解。

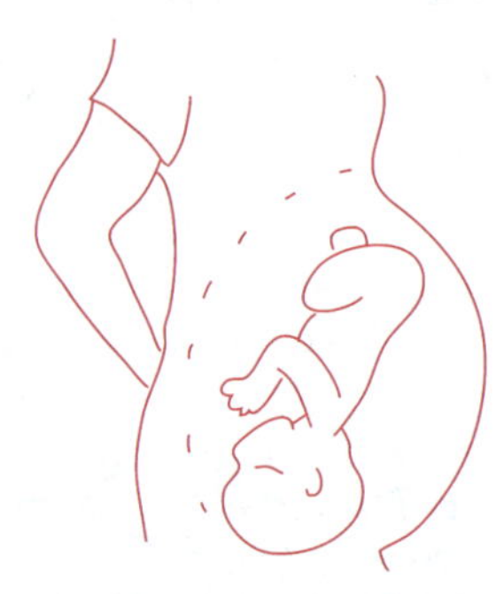

其实这是对妊娠、分娩的生理缺乏认识造成的。在门诊检查时，只要胎头在下方就认为胎位是“正”的。但因胎头的朝向和俯屈不同仍有“胎位不正”的存在，这种“胎位不正”只有在临产后才能检查出来。正常胎头位置应该为枕部朝向母亲左前方或右前方，胎头俯屈，如胎头枕部朝向母亲一侧、朝向正后方、后侧方均是异常的胎位，如胎头俯屈不良，前颅、额、面部等部位处于最低位置时也是异常胎位。

这些“胎位不正”要等到宫口开大后医生通过检查才能确定，并且有一部分“胎位不正”会由于产力的作用使胎头发生旋转和俯屈，然后回到正常的位置。

你知道每个阶段的疼痛有哪些不一样吗?

（1）第一产程疼痛的性质：子宫收缩、下段拉长、宫颈管缩

短、宫口进行性扩张、圆韧带强烈牵拉，形成强刺激信号，可沿子宫及阴道痛觉感受器，经盆腔内脏神经传入大脑，形成“内脏痛”，其特点为范围弥散不定，疼痛部位弥散不定，且有副交感神经反射活动和内分泌改变。

（2）第二产程疼痛的性质：痛源主要来自产道肌肉、筋膜、皮肤的伸展、牵拉和撕裂，信号沿阴道神经穿入脊髓骶2~4段，上传到大脑，形成“躯体痛”，其特点是疼痛部位明确，集中在阴道、直肠、会阴，性质如刀割样锐痛。

（3）第三产程为胎儿娩出后，一般痛觉明显减轻。

你知道孕妇应该如何选择分娩镇痛吗?

分娩镇痛是用各种方法使分娩时的疼痛减轻。理想的分娩镇痛必须具备下列特点：① 对母亲、胎儿、新生儿无影响；② 应用的镇痛措施不影响子宫收缩，对产程无负面影响或可加速产程；③ 所应用的镇痛方法起效快，作用可靠，能达到全产程的镇痛，方法简便；④ 产妇需清醒，能配合分娩进行。

目前通常使用的分娩镇痛方法有两种：一种方法是非药物性的，是通过产前训练、指导子宫收缩时的呼吸等来减轻产痛；分娩时按摩疼痛部位或利用中医针灸等方法，也能在不同程度上缓解分娩时的疼痛，这也属于非药物性分娩镇痛。另一种方法是药物性的，是应用麻醉药或镇痛药来达到镇痛效果，也就是我们现在所说的“无痛分娩”。

你知道非药物性镇痛方法有哪些吗?

非药物性镇痛法是利用心理精神治疗、暗示、针灸、水针、电针灸、按摩、放松技巧、呼吸技巧、听音乐等方法进行分娩镇痛。常用的有以下方法：

（1）连续的分娩支持：连续的分娩支持指在分娩的全过程中有受过训练的人员陪伴并指导产妇，给予情感支持（保护、鼓励和指导）、提供应对技巧、协助产妇表达她的需要和愿望以及提供分娩镇痛非药物疗法的信息和建议。支持者可以是医护人员，也可以是有过分娩经历的妇女或产妇的同伴、家属、配偶。接受连续的分娩支持可以减轻分娩疼痛，缩短第一产程，降低剖宫产率，减少产时合并症及产后出血率，减少使用止痛药或麻醉药。

（2）拉梅兹减痛分娩法：适用于无妊娠合并症及并发症、胎位正常可自然分娩的孕妇。其操作要点包括：① 妊娠及分娩的相关知识讲解；② 练习前准备；③ 神经肌肉控制运动；④ 呼吸技巧训练（廓清式呼吸、胸式呼吸、浅而慢加速呼吸、浅呼吸、闭气用力、哈气运动）。

（3）运动和体位：在常规的产科管理中，产妇在分娩时，其自由地行走或改变体位是受到限制的。但是研究发现自主行走或改变体位可使产妇更加舒适，采取一些特殊的体位可纠正胎儿心率减慢、胎位不正、血压异常等问题，加速分娩进展。

（4）穴位镇痛：目前分娩镇痛中常用的穴位镇痛方法主要有针刺镇痛、穴位注射、穴位按摩、经皮电神经刺激疗法。

（5）水疗：有两种方式：① 水中待产，是指在第一产程让产妇泡入充满恒温、清洁、流动的水中，用水温及水波不断轻轻地

撞击产妇的皮肤和身体。水的浮力和按摩作用有助于产妇镇静放松，消除焦虑、紧张、疲劳，使儿茶酚胺分泌减少，子宫血流量增加，有利于宫颈扩张，可使产妇把更多的能量用于子宫收缩，从而加速产程。② 水中分娩，指浸浴直至水中娩出新生儿。水中分娩在国外已有100余年历史。20世纪80年代后期，水中分娩在发达国家逐渐流行，被国际医学界所关注和认可。

非药物性镇痛操作简单、易行、安全，且对母儿无不良影响，它既无药物的影响，也无创伤性操作，但个体镇痛效果有差异。

你知道如何呼吸来应对剧烈疼痛吗?

拉梅兹分娩法又称精神预防法，由法国医生拉梅兹提出，是目前使用较广的心理预防式分娩准备法。它首先训练孕妇感觉宫缩开始时，使自己自然放松；其次孕妇要学习集中精神于自己的呼吸上，并且专注于某一特定目标，排斥其他现象，即利用先占据脑中用以识别疼痛的神经细胞，使痛的冲动无法被识别，从而达到减轻疼痛的目的。具体方法如下：

（1）廓清式呼吸：用鼻子慢慢吸气至肚子，用嘴像吹蜡烛一样慢慢呼气。用于所有呼吸运动的开始和结束，目的在于减少快速呼吸而造成过度换气，从而保证胎儿的氧气供应。

（2）胸式呼吸：适用于产妇宫缩间隔时间较久，且疼痛的程度较低时，身体完全放松，眼睛进行定点凝视，鼻子吸气5秒，再从口中缓慢呼气5秒，腹部保持放松。

（3）浅而慢加速呼吸：适用于宫口开4~8厘米、宫缩压力大时，身体完全放松，眼睛进行定点凝视，配合宫缩的强弱来决定呼吸的快慢，子宫收缩加强则加快呼吸速度，子宫收缩减慢则减慢呼吸速度。由于子宫收缩程度会由弱至强再由强至弱，因此，呼吸的速度由慢而快，再由快而慢，吸气呼气过程需配合子宫收缩持续时间。

（4）浅呼吸：适用于宫缩最强烈，宫口开8~10厘米时。这时由于产妇已经痛到无法吸足一口气，因此要分段吸气，再一次呼完，确保胎儿有足够的氧气。这个阶段无论宫缩强弱都应维持快速吸呼的速度。身体完全放松，眼睛进行定点凝视，微张开嘴巴吸气发出“嘻嘻嘻”的声音，连续4~6个快速吸气，再呼一次气，以吸呼为一个循环，并反复进行，吸气及呼气的量要一样（即分段将气吸足，再一次将气呼出），避免换气过度，因为产妇若换气过度，则会将体内二氧化碳过度排出体外，造成手脚发麻等不适症状。

（5）闭气用力：适用于宫口开全，胎儿即将娩出时，在子宫收缩开始时大口吸气后憋气往下用力，憋气20~30秒，呼气后马上再憋气用力，直到宫缩结束。

（6）哈气运动：适用于胎头已部分娩出，为了避免冲力太大造成会阴撕裂伤，因此要求产妇不要用力，此时可作哈气运动，口张开连续喘气，直到想用力的冲动过去为止，并等待医护人员的指示。

你知道导乐陪伴分娩吗？

导乐陪伴分娩是指一个有爱心的、有生育经验的妇女在产时给产妇以持续的生理及感情上的支持，使产妇感到舒适、安全，

不断得到支持和鼓舞，从而顺利分娩。产妇在分娩过程中信心是很重要的，有很多产妇随着宫缩的加剧，信心逐渐减弱，此时导乐就能以自己的经验，向产妇讲解分娩的过程，给予鼓励和信心，指导正确应对的方法。目前国内很多医院由助产士担任导乐，给予全程专业的指导和观察，随时告诉产妇产程的进展情况，在不同的阶段提供有用的方法和建议，充当产妇分娩时的良师益友。

你知道什么是“家庭式产房”吗?

目前许多医院开展了“家庭式产房”，主要目的是消除产妇精神紧张和焦虑的负面心理。家庭式产房是产房中设立的一种特别房间，房间按照家庭化和分娩所需的设备进行布置，做到温馨、舒适，富有家庭气息。丈夫或亲属穿着医院的衣服、鞋帽，符合无菌的要求。产妇临产时进入家庭式产房，丈夫或亲属与产妇一起在这温馨、舒适的环境里共同迎接小宝宝的诞生。这样使产妇在感情上有了依靠并能时时受到鼓励和安慰，这对于缩短产程、促进顺利分娩是很有好处的。

你知道产时丈夫的陪伴与支持很重要吗?

丈夫在产时的陪伴有其独特的作用，他知道妻子的喜好，可以给予她爱抚和心理上的支持，在一定程度上缓解妻子的紧张情绪，减轻妻子的孤独感。丈夫的作用是其他任何人都无法替代的，丈夫陪在妻子身旁，可以帮助产妇克服紧张心理，丈夫温柔

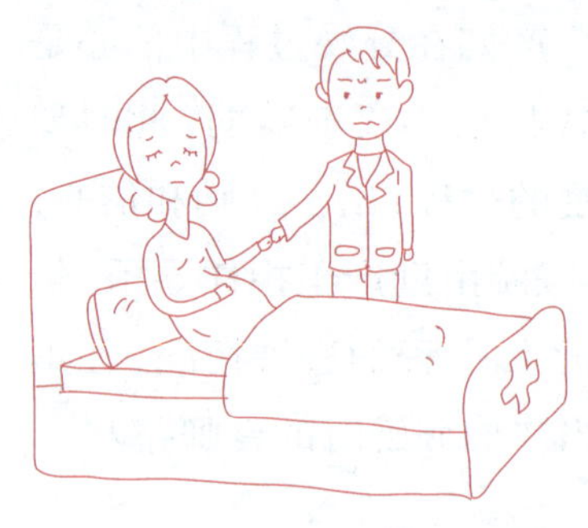

体贴的话语可以使产妇得到精神上的安慰，丈夫的鼓励和支持可以增强产妇顺利分娩的信心，有丈夫在其身边，产妇感觉有了强大的支撑力，丈夫可以分担产妇的痛苦，也可以分享婴儿降生的快乐，对于增进夫妻感情也是很有利的。

你知道什么是水中分娩吗？

水中分娩是一种值得提倡的分娩方法。通过给胎儿创造同宫内环境相似的外部环境，降低胎儿降生时的压力，同时缓解产妇的宫缩痛。水中分娩一般在产房内设置一个小泳池，注满温度适中的水，让产妇进入水中，当宫缩开始时，产妇一边做深呼吸，一边变换可让自己感到舒服的姿势，水的力量可以给产妇心理上的安全感，水的浮力作用对产妇的产道和盆腔可以起到保护作用。在水中有利于产妇休息、放松，使产程缩短，也降低了产妇会阴侧切率。

你知道水中分娩的优点吗？

水中分娩是一种回归自然的方法，温暖润滑的水可以让产妇身心放松，水本身的浮力与部分地心引力相抵消，有助于产妇发挥身体的自然节律，并可以缓解宫缩时的疼痛。在水中，产妇可以活动自如，能采取不同的姿势帮助骨盆松弛变宽、盆底肌肉放

松，使胎儿更容易通过产道，减轻整个分娩过程中的疼痛。

水中分娩由于给胎儿创造了同宫内环境相似的外部环境，降低了胎儿降生时的压力，因而在一定程度上可预防新生儿并发症。

你知道水中分娩的缺点吗?

水中分娩最大的缺点就是胎儿容易感染，不干净的水质以及产妇在分娩时的排出物，都有可能导致胎儿感染细菌。因此，产妇应在入水前清洁身体，分娩过程中也应经常换水。另外，水中分娩的缺点还包括：由于无法监测水中的分娩情况，可能造成不必要的产道撕裂；不易安装胎儿监测装置，无法观察胎儿的情况；很难估计分娩时的出血量。此外，水中分娩有一定的局限性：骨盆过小、患有高血压、尿路感染的产妇，胎儿发育迟缓、臀位、前置胎盘、胎儿过大的产妇，携带肝炎、梅毒或艾滋病病毒的产妇不宜进行水中分娩。

你知道什么是分娩球吗?

分娩球是一个直径55~100厘米的彩色橡胶球，球面有防滑纹，球的直径主要依据产妇身高选择。主要适用于单胎、头位、胎儿情况正常的产妇。常用的方法：临产后在宫缩间歇期让产妇骑坐在分娩球上，两腿分开与肩同宽，保持脊柱直立，两手臂放松，自然放在身体两侧，产妇利用腰肌前后、左右摇摆胯部。可以将球固定在有扶手的椅子上，产妇感觉疲惫休息时可以扶住把手，同时确保安全。如果不固定分娩球，则需要家属或助产士在一旁协助和看护，防止产妇跌倒。改变体位时要通知助产士协助进行，同时动作要轻柔，幅度不能太大。疲劳时要注意休息。羊水已破但是胎头已经衔接的产妇自觉纸尿裤湿透后要更换，防止羊水漏出使球面变滑增加跌倒的危险性。产妇也可站立使用：将球放在产床上，产妇站在床旁，将球放在胸前，双臂环绕抱住球，保持身体前倾状态，同时将头放在球上。在孕晚期由于增大的子宫，孕妇往往形成脊柱前弯，如果保持卧位或半卧位将加剧脊柱前弯，不利胎儿下降。身体前倾的姿势就使脊柱成“C”形，可促进胎先露衔接、内旋转和下降。在产妇不受行动限制的情况下可以尽可能增加使用时间，直至宫口开全。

你知道自由体位分娩的好处吗？

分娩是一个健康、自然、正常的生理过程。在第一产程，产妇无须一直躺在床上，躺得太久反而会越躺越累，情绪也容易紧张，可以尝试各种各样自己喜欢和感觉舒适的体位。常用的体位有如下几种：

（1）前倾位：可以在宫缩时保持直立，使自己俯撑在一个平面上，如椅座或者病床上；也可以保持两膝分开面对椅背坐下，把坐垫或枕头放在椅背上方，头靠在枕头上。前倾位有利于发挥宫缩时及宫缩间期的重力作用；有利于加强宫缩，减少宫缩痛，增加宫缩次数；有利于胎儿与骨盆衔接；从躺着的位置站起来可加速分娩，可增加第二产程用力屏气的冲动。

（2）开放式胸膝卧位：两手和两膝着地，趴在地上，在宫缩的间隙，身体放松，把头放在两臂上休息。有时可用于分娩早期宫缩过频伴腰背痛、宫口不继续扩张者（促使枕后位胎头旋转），能减轻对子宫颈的压迫。

（3）半坐位：是能做阴道检查的体位，可能增加背痛，在床上或产床上容易采用的体位，是常用的分娩体位。

（4）侧卧位：良好的休息体位，可减轻背痛，有助于降低已升高的血压；是应用药物止痛的安全体位；与散步交替应用可促进分娩进展；能消除重力作用，对减慢太快的第二产程有效；消除对痔疮的压迫；第二产程中使用能使骶骨后移。

总之，只要产妇能使自身舒适，姿势无所谓对错。

你知道为什么分娩时切勿大喊大叫吗？

一些产妇在临产时，对正常的子宫收缩引起的疼痛感到不能忍受，大喊大叫，甚至拒绝进食，不能入睡，使身心处于高度紧张状态，这是非常有害的。

首先，这种状态丝毫不能减轻疼痛，精神过度紧张，反而会增加对疼痛的敏感性，使其疼痛增加。其次，产妇的大吵大闹是要消耗体力的，而且会破坏产妇的正常用力，使产程延长。产妇的大喊大叫往往吞入大量气体，引起肠胀气影响胃肠功能，这会引起子宫收缩的不协调。如果子宫收缩乏力或子宫口迟迟不能开大，造成产程停滞，或胎头不能按正常分娩机制顺利下降，就会导致本应顺利分娩的产程，最终变成了难产。因此，孕妇临产时要做好自我调节，配合医生的指导，才能保证产程的顺利进展。

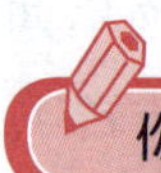

你知道常用的药物性分娩镇痛法有哪些吗？

利用麻醉性镇痛药、麻醉药或神经阻滞技术等进行分娩镇痛，属药物镇痛法。目前常用的有以下几种：

（1）硬膜外镇痛法：此方法是目前国内外麻醉界公认的镇痛效果最可靠、使用最广泛、最可行的镇痛方法，镇痛有效率高达95%以上。

优点：① 镇痛效果好，尤其适合于重度产痛的产妇；② 产妇清醒，可进食进水，可参与产程的全过程；③ 可灵活地满足产钳和剖宫产的麻醉需要，为及早结束产程争取时间；④ 随着新的给药方式（CSEA和PCEA技术）的出现及新的药物（罗哌卡因）的出现，提高了分娩镇痛效果，对母婴和产程几乎无任何影响。

缺点：① 技术含量高，需要由掌握麻醉专业技能的麻醉科医师来操作，也就是说给药不太简便；② 有3%的镇痛失败率；③ 药物剂量和浓度选择不当时，对运动、产程及母婴产生不良影响；④ 椎管内注药的分娩镇痛法是有创性的，具有一定的操作和技术风险。

（2）吸入麻醉药分娩镇痛法：通过呼吸道吸入亚麻醉浓度的麻醉药，以达到镇痛的目的。整个过程产妇保持意识清楚，能与医护人员配合。目前常用的吸入麻醉药为氧化亚氮（N_2O），又称笑气，是毒性最小的吸入麻醉药，其镇痛作用好，临床常用浓度一般为25%~50%。

（3）宫颈旁神经阻滞镇痛法：该区域为圆韧带基底部，富于神经分布，宫颈旁阻滞可阻断来自子宫、宫颈及阴道上部的感觉神经。适用于第一产程进入活跃期，宫口开至4~6厘米时。产妇

取膀胱截石位，术者以食指作引导，在宫颈旁3点、9点处进针，深达2~4毫米。注药前回抽无血后，方可给药。每点注射1%利多卡因5~10毫升。

你知道羊水浑浊说明什么吗?

在临床上，一旦发生胎膜破裂，有羊水从阴道流出，医生要仔细观察羊水的性状，并听胎心，根据情况，采取不同的处理。正常的羊水呈半透明、清亮水性，可见少许白色的毳毛、上皮细胞等。羊水浑浊，在头先露时，认为是胎儿缺氧的表现。根据程度不同，将羊水污染分为3度：羊水浑浊呈淡绿色、质地稀薄为Ⅰ度，羊水黄绿色或深绿色为Ⅱ度，羊水胎粪污染、呈棕黄色、质地稠厚为Ⅲ度。此时胎儿吸入羊水，娩出后有新生儿吸入性肺炎的可能性，如果呼吸道被羊水堵塞，新生儿出生后易发生重度窒息。

如果发现羊水浑浊并胎心异常，说明胎儿缺氧严重。如宫口已开全，短时间内可以分娩的，应立即行阴道手术助产，如果短期内不能阴道分娩者，应紧急行剖宫产术终止妊娠，同时做好抢救新生儿的准备工作。

你知道第二产程胎儿的姿势吗?

第二产程刚开始时，胎儿的头部大约位于骨盆的中央，脸部朝向母亲的斜后方，之后逐渐朝正后方，并下移至骨盆的出口。胎儿一般是以脸朝下的姿势娩出来的，在最大的头部出来之前胎儿是以下颌紧贴胸部的姿势向前进，等到最大的头部出来后，胎儿就一口气似地滑出来。此时助产士一面防止胎儿头部急速地滑出，一面保护会阴，并将胎儿朝下的脸部抬高，慢慢地娩出脸部及整个胎头，然后娩出整个身体。

你知道第二产程有哪些注意事项吗?

第二产程产妇一定要配合宫缩用力，尽早娩出胎儿，每次宫缩约用力3次，用力之前做深呼吸。产妇要遵照医生或助产士的指示配合宫缩用力，才能达到最佳的效果。宫缩间歇时用力，不但无用，还会使自己筋疲力尽，可做深呼吸，为下次宫缩时的用力做准备。当胎儿头部最大的部分要娩出时，医生或助产士会教你做短促呼吸，此时不可用力，否则胎儿的头部快速娩出时，对会阴部会造成意想不到的伤害。

你知道分娩用力为何不可过早吗?

在第一产程进行到三分之二的时候，即使子宫收缩很强烈，间歇时间短，持续时间长，也不必急着用力。虽然用力会让一些产妇感觉更舒适，但由于子宫颈口尚未扩张到足以使胎儿通过的宽度，所以，此时用力对分娩毫无益处。不仅如此，由于下腹部用力促使骨盆底的肌肉收缩，反而会阻碍子宫口扩张及胎儿下降。要等到宫口开全，在医生的指导下正确用力，才能顺利分娩。

你知道分娩时的用力方法吗?

在第二产程，由于宫缩强烈，产妇会有剧烈的腹痛，但产妇一定要有坚强的毅力。当胎头下降，产妇会有要排便的感觉，但一定要在医师的指导下用力。为了便于产妇用力，产床两边设有床档，产妇可将双手用力握住床档，双脚蹬在产床上，做屏气动作。配合宫缩，遵照医护人员的指导用力屏气。当宫缩间歇时，将全身肌肉放松，安静休息。如果用力不当，易造成体力过多地消耗，使宫缩乏力，影响产程进展和胎儿娩出。经过几次强烈宫缩，胎头就会显露出来，此时用力不可过猛，助产士会指导你张口哈气，以防冲力过大。在宫缩间歇时助产士会指导你稍向下用力，使胎头缓慢娩出。胎儿后肩娩出时，也要注意做好哈气动作，避免宫缩过强，胎儿急速冲出，引起会阴撕裂伤。

会阴侧切有那么可怕吗?

狭义的会阴是指阴道口到肛门之间的长2~3厘米的软组织。会阴侧切是指在会阴部做一斜形切口，它是产科常见的一种手术。在分娩过程中，为了防止会阴造成的分娩阻滞，以及自然分娩所引起的严重的阴道裂伤，助产士会根据情况行会阴侧切术。侧切前，助产士会给产妇做局部麻醉，切开在宫缩时进行，所以大多数产妇不会感觉很痛，胎儿娩出后，切口即迅速缝合，切口一般为3 cm左右，3~5天即可愈合，产妇不必过于恐惧。

你知道分娩时可以吃点什么吗？

孕妇进入分娩期，由于胃肠道受挤压较重，血液循环受影响，消化吸收功能减弱，再加上子宫收缩引起的疼痛，使产妇的食欲降低。另外，产妇的焦虑、恐惧、睡眠不好等都可使体力消耗较大。有研究表明，子宫收缩一次消耗的能量相当于健康人上一层楼梯所消耗的能量。一般情况下，初产妇的平均产程为11~12小时，而子宫收缩平均为3~5分钟1次，所以在整个过程中，子宫收缩所消耗的能量是巨大的。此期若不注意补充营养，将会导致产妇筋疲力尽，严重影响宫缩及产程进展。因此，产妇在分娩期的膳食结构极为重要。一般情况下，应根据产妇的喜好，准备营养丰富、易消化而且清淡的流质或半流质饮食，如面条、糕点、粥、藕粉等。但需注意一次进食不应过饱，应少食多餐。在接近分娩时，可给予果汁、能量型饮料等，不宜进食高脂肪、过甜食物，以免引起恶心、呕吐等。若产妇进食量少，且产程较长时，为了补充热量，可给产妇提供优质巧克力。因巧克力不仅含有蛋白质、糖类，而且含有无机盐和维生素，所以是分娩时产妇较为理想的食物。

你知道第一时间与宝宝亲密接触的重要性吗？

除非医疗救治需要，正常分娩的新生儿出生后应立即与母亲进行裸体的皮肤与皮肤的早接触，时间不少于30分钟。剖宫产的新生儿在手术室进行局部的皮肤接触，与母亲脸贴脸，回到母

婴同室后进行胸腹接触，持续时间不少于30分钟。母婴早期皮肤接触有利于保持新生儿体温，减少哭闹，增进母子感情，更重要的是对于母乳喂养有十分重要的意义。

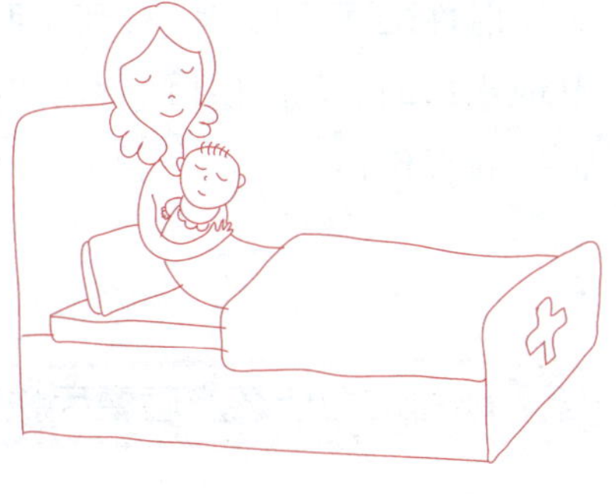

你知道第三产程母体的变化吗？

胎盘附着在子宫底部或子宫的前壁、后壁或两侧壁上，起着防御、物质交换、代谢以及合成的作用。胎儿娩出后，子宫腔容积突然明显缩小，胎盘不能相应缩小而与子宫壁发生错位剥离，随着子宫收缩继续，剥离面积增加，使胎盘完全剥离而排出。等助产士确定胎盘已剥离时，会指示产妇再次用力，一般胎儿娩出5~15分钟后，胎盘娩出。

胎盘娩出后，子宫变得更小，并下降到脐平或脐下约两横指的位置，且会发生强烈的宫缩，变得像石头般坚硬。

你知道第三产程中有哪些注意事项吗？

胎儿娩出后并不是万事大吉了，产妇还需要配合做好以下事情：① 胎盘娩出后，在外阴部处理好以前，两脚尽量分开以便医生和助产士操作；② 不要随意用手碰触下腹部及外阴部，避免造成污染，在胎盘娩出之前，医生或助产士会刺激按摩下腹部，造成反射性的子宫收缩，有利于胎盘的娩出；③ 因分娩而使会阴部出现伤口时，需将伤口缝合，此时，要继续配合医生工作，以方便医生缝合伤口。

你知道为什么产后要尽快排尿吗？

产妇分娩以后，第1次排尿会感到困难。造成排尿困难的原因主要有：① 在分娩过程中会阴部因疼痛产生痉挛性收缩，特别是尿道括约肌的痉挛还未缓解；② 分娩时胎儿对膀胱和尿道产生压迫，造成这些器官充血水肿，排尿疼痛；③ 产后腹壁松弛，膀胱逼尿肌的张力下降，引起排尿障碍。

虽然存在种种排尿困难的客观原因，产妇还是应在产后4小时内努力解尿，以免尿液在膀胱内潴留时间过长，尿液中的代谢物刺激膀胱，引起炎症。如果经努力仍不能排尿，使用温水冲洗外阴可诱导排尿；用热水袋敷小腹部，可刺激膀胱收缩并有利于局部血液循环；在有尿意而不能排出时，可用拇指按压关元穴。如以上方法均无效，长时间不能有效排尿的产妇应留置导尿。

你知道过了预产期还不分娩怎么办吗？

预产期是按照末次月经日期来推算的，鉴于排卵日期可能提前或推后，胎儿的成熟及分娩又存在一定的个体差异，且实际上很少有孕妇恰好在预产期那天分娩，大多数孕妇会在预产期前3周内及其后2周内分娩，故妊娠37~42周间分娩均属于足月

产。超过预产期分娩，是常见的情况，不属异常，对此不必过分焦虑。

超过预产期2周以上仍不临产者称为过期妊娠，存在着胎盘老化或功能减退等风险，因此超过预产期的产妇，应按时进行产前检查，遵照医生要求及时入院，根据医疗常规进行处理。

你知道过期妊娠有何影响吗?

有些人认为胎儿在母体内多待一段时间，可以长得更大一些，更成熟一些，对胎儿更好。其实不然，在医学上把超过42周的妊娠称为“过期妊娠”。过期妊娠对母亲和胎儿有很多危害。

过期妊娠的胎盘逐渐老化，胎盘功能减退，造成供给胎儿的营养减少，临产子宫收缩时，容易出现胎儿窘迫，甚至胎死宫内。过期妊娠者，胎儿的头骨变硬，胎头不易变形，因此不易通过产道，同时，过期妊娠的胎儿长得较大，羊水量较少，这些因素均容易造成难产。过期妊娠的胎儿皮肤皱缩，头发、指甲长，外表像个“小老头”，哭声轻微，健康状况较正常分娩儿差。

剖宫产护理

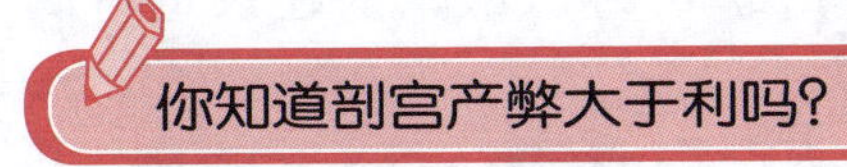

剖宫产是难产的解决方法，避免母婴并发症的医疗手段。但

是有些孕妇怕生产时的疼痛而选择剖宫产，表面看来，剖宫产减少了产妇的疼痛，但是产妇要承担手术和麻醉风险。剖宫产出血量一般至少为阴道分娩出血量的2倍，麻醉有呼吸困难、硬膜外出血的危险，术中有发生肠管损伤、膀胱损伤、输尿管损伤等的危险，术后易发生伤口感染。剖宫产对产妇创伤大，术后恢复慢。术后可能发生晚期出血、剖宫产切口妊娠、切口子宫内膜异位症等。其次，剖宫产出生的婴儿未经过产道挤压而娩出，呼吸系统并发症较多，如窒息、湿肺、肺不张等。

事实上，剖宫产对母婴并非绝对安全，存在很多的隐患。如果无法经阴道分娩，或经阴道分娩可能对产妇或是胎儿造成危险的话，应该遵从医生的建议选择剖宫产。但如果胎儿正常，自身情况也允许的话，完全没有必要对顺产望而却步，而去承担剖宫产的诸多风险。

你知道哪些情况下需要通过剖宫产分娩吗?

剖宫产是由医生经腹切开子宫取出胎儿及其附属物的过程。剖宫产术的实施降低了孕产妇及围产儿的死亡率，但剖宫产有利也有弊，在医学上有严格的适应证，也叫剖宫产的指征。

剖宫产的指征包括：头盆不称、巨大儿、臀位、胎儿窘迫、妊娠合并症和并发症等，而前次剖宫产的产妇，并非剖宫产的绝对指征，如胎儿及胎位均正常，仍可遵从医生的建议进行阴道试产。

你知道剖宫产是用全身麻醉还是半身麻醉的吗?

除非产妇脊椎异常，剖宫产一般使用半身麻醉（硬膜外麻醉），以细针将麻醉药物注入脊椎的空腔内，达到麻醉脊髓神经的作用。这种麻醉方式，孕妇上半身仍然有感觉，意识清楚，也能够自主呼吸，但是腹部以下则会失去痛觉和运动的能力。半身麻醉对孕妇的心肺功能影响较小，不会抑制胎儿呼吸。麻醉期间需要以导尿管来协助产妇排尿。

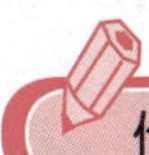

你知道半身麻醉有哪些并发症吗?

半身麻醉后常见的并发症有头痛、皮肤瘙痒、尿液潴留、恶心、呕吐等，其他的并发症如低血压、局部麻醉剂毒性、演变为全脊髓麻醉等则较少见。产妇接受这种麻醉时，医护人员都会特别留意可能发生的并发症，做好预防及处理。

你知道剖宫产术后的观察重点有哪些吗?

（1）阴道出血：剖宫产子宫出血较多，要注意阴道出血量，如超过月经量，要通知医生，及时采取止血措施。

（2）伤口情况：观察腹部切口的渗血情况，咳嗽、恶心、呕吐时应用双手掌根部压住伤口两侧，降低伤口的张力，防止缝线断裂。

（3）注意体温：术后可能出现低热，1周内最好每天测量体温，以便及早发现低热，及早处理。

（4）晚期产后出血：剖宫产者子宫有伤口，产后晚期出血亦较多见，如恶露明显增多如月经量，应及时就医。

你知道手术后何时开始翻身吗?

术后应低枕平卧位，待肢体有感觉（一般术后2~3小时）、生命体征平稳后，即可由别人协助在床上翻身，取随意体位（特殊情况除外）。患者6小时后应在床上多翻身活动，以防止褥疮的发生，且有助于恢复胃肠活动，预防下肢静脉血栓。术后1天导尿管拔除后，可在家属的陪同下适当活动。

你知道手术后可能会有哪些不适吗?

（1）恶心、呕吐：系麻醉药物的副作用所致，告知患者或家属可备新鲜柠檬和清凉油，必要时酌情使用药物以减轻症状。

（2）腹胀、便秘：腹胀是由于胃肠蠕动功能受到抑制，肠腔内积气过多所致。一般术后24~48小时肠蠕动恢复正常。术后便秘与麻醉、术后禁食或仅仅进食少量流质饮食及活动少有关，一般不需处理，但如已进食数日仍未能排便，则需采取通便措施。

（3）腰部疼痛：可通过定时翻身，调整体位、局部按摩等方法减轻。

（4）发热：由于机体对手术创伤的反应，术后体温可略升高，临床上称为“吸收热”。一般不超过38.5℃，1~3天后逐渐恢复正常，无须特殊治疗。

你知道术后为何不要进食易胀气食物吗?

产妇术后6小时内禁食，6小时后可进半流质饮食，如面条、稀饭、蛋羹等，排气后可逐渐改为普食。进食量由少逐渐增多，食物应富有营养、足够热量和水分，适当补充维生素、钙剂和铁剂。术后3天内禁喝牛奶、豆浆或甜的食物，以免导致肠胀气影响腹部伤口的愈合和术后的恢复。

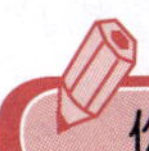

你知道尽早下床活动的好处吗?

尽早下床活动，可促进产妇身心的恢复，并有利于子宫的复原和恶露的排出。只要体力允许，产后应该尽量早下床活动，并逐渐增加活动量。这样不仅可以增加肠蠕动，促进子宫恢复，而且还可避免发生肠粘连和血栓性静脉炎。值得注意的是，早期下床活动指的是轻微的床边活动，以不感觉疲劳为宜。

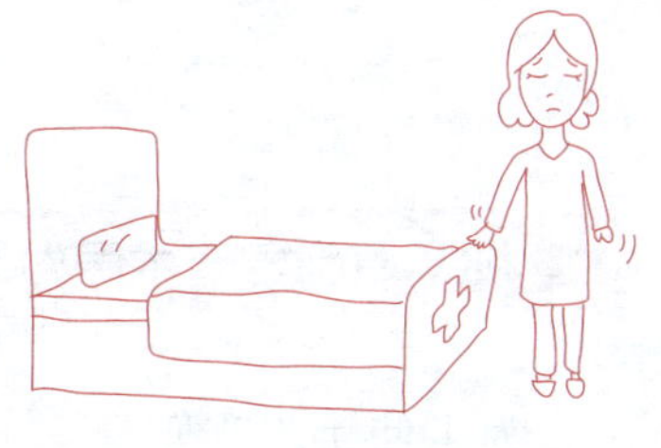

你知道剖宫产术后的瘢痕如何护理吗?

瘢痕是手术后伤口上留下的痕迹，一般呈白色或灰白色，光滑、质地坚硬。大约在手术切口结疤2~3周后，瘢痕开始增生，此时局部发红、变硬，并突出皮肤表面，瘢痕处有新生的神经末梢。瘢痕增生期持续3~6个月，纤维组织增生逐渐停止，瘢痕也逐渐变平变软，颜色变成暗褐色。这时伤口会出现痛痒，尤其在大量出汗或天气变化时。

保持瘢痕处的清洁卫生，及时擦去汗液，不要用手搔抓。术后2周内，避免腹部切口沾湿，全身的清洁宜采用擦浴，待腹部伤口愈合后可以淋浴，但恶露未净前不可选择盆浴。当咳嗽、恶心、呕吐时，用双手掌根部压住伤口两侧。不要过早地揭去伤口的痂，过早硬性揭痂会把尚停留在修复阶段的表皮细胞带走，甚至撕脱真皮组织。如果伤口发生红、肿、热、痛，不可自己随意挤压敷贴，应该及时就医，以免伤口感染，迁延不愈，影响身体恢复。此外，应改善饮食，多吃水果、鸡蛋、瘦肉等食物，忌吃辣椒、葱、蒜等刺激性食物。

你知道剖宫产术后为何要注意排尿吗？

为了使手术视野暴露清晰，一般在剖宫产术前均要安放导尿管。术后24~48小时麻醉药物影响消失，膀胱肌肉恢复功能，产妇体力渐渐恢复，这时可拔除导尿管。拔除导尿管后，要求产妇尽快自行排尿。如果产妇初次排尿有困难，可让其听流水声或用温开水冲洗会阴部诱导排尿。减少导尿管保留时间，避免时间过长引起尿路感染。

（二）产褥期

母乳喂养

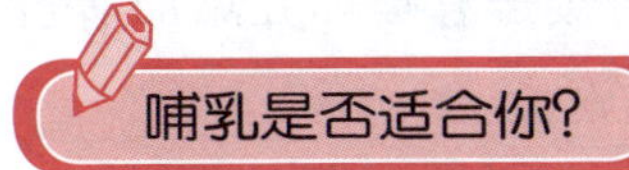

哺乳是否适合你？

宝宝出生的日子越近，你越会想到宝宝出生后的事。你正在“筑巢”——搜罗宝宝需要的各种东西，为他布置家。其实，当你做这些事的同时，你的身体也在悄悄地准备宝宝真正需要的“巢”——你的乳房，那才是宝宝最初的家，他将从那里获得温暖、安全、舒适、爱，还有食物。

哺乳不仅仅是一种喂养宝宝的方式，更是你与生俱来开启妈妈之旅的方式。但是你可能有一些顾虑，一些朋友可能告诉过你她们棘手的经历，你的母亲可能无法哺乳，所以你怀疑自己可能不适合哺乳。其实你大可不必担心，越来越多的研究表明，哺乳是一种本能，而且分娩时受到的干预越少，这些本能就越容易起作用。

每个妈妈都会发现哺乳令她们与宝宝更亲近的各种细节，无论想哺乳的冲动是源自思考还是情感，哺乳都适合你，也肯定适合你的宝宝。

你知道母乳喂养对妈妈的好处吗？

在过去的几十年中，有越来越多的证据证明母乳喂养对健康有益。母乳喂养可以降低儿童的死亡率，它对健康带来的益处可以延续到成人期。世界卫生组织提出：出生后最初6个月，建议喂养婴儿的方式为纯母乳喂养，接着以持续母乳喂养并添加适当的补充食品的方式进行喂养，直至2岁或更长。

母乳喂养对母亲的健康有好处：① 吸吮刺激使催乳素产生的同时促进缩宫素的产生，缩宫素促进子宫收缩和复原，有助于防止产后出血；② 母乳喂养者的月经复潮及排卵较不哺乳者延迟，母体内的蛋白质、铁和其他营养物质得以储存，有利于产后恢复；③ 有利于延长生育间隔，推迟采用其他节育措施的时间；④ 还有资料表明，哺乳可以预防骨质疏松症，降低患卵巢癌和乳腺癌的风险。

你知道母乳喂养对宝宝的好处吗？

母乳是哺育宝宝最理想的营养品，母乳中含有婴儿生长发育所需要的所有营养成分，容易被宝宝消化吸收，生物利用率高，其质与量随婴儿生长和需要发生相应改变。而且母乳中含有其他任何一种代乳品所没有的特殊成分——抗体，抗体可以增强新生儿的免疫力和抵抗外界不良因素侵袭的能力，有防止胃肠道及呼吸道感染的作用。另外，母乳中还含有婴儿大脑发育所必需的物质——半乳糖和不饱和脂肪酸，以及影响大脑发

育的甲状腺激素及其他天然化合物，有利于促进婴儿大脑的发育。母乳喂养还有利于宝宝牙齿的发育和保护，吸吮时的肌肉运动有助于面部正常发育，且可预防因奶瓶喂养引起的龋齿。母乳喂养时，婴儿与母亲皮肤的频繁接触、母婴间情感的联系，对婴儿建立和谐、健康的心理有重要作用。母亲哺乳时，应保持心情舒畅，用慈祥的目光与婴儿进行交流，用手轻轻抚摸婴儿的头部及肢体，婴儿会表现得非常安静、自信。哺乳后，婴儿会很快进入甜美的梦乡，并不断地抿起小嘴巴，向妈妈表示自己的幸福和快乐。

你知道孕期应如何做好哺乳的心理准备吗?

将要为人母的孕妇的心情是十分复杂的，既兴奋、期待，又焦虑、不安，还常担心分娩后奶水不足，这种心理状态对产后哺乳是十分不利的。

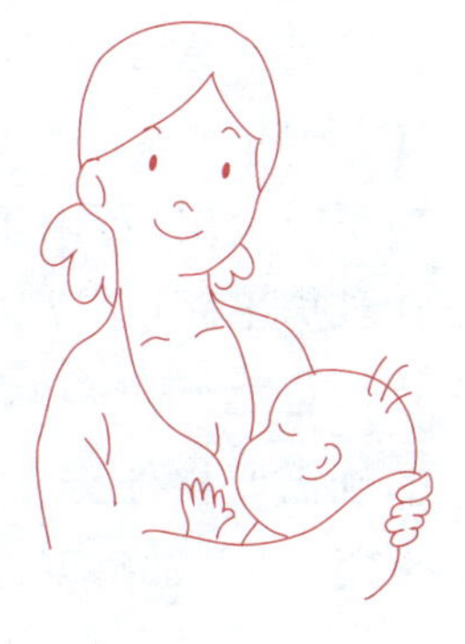

乳汁的产生是在大脑皮层支配下受神经—内分泌调节的，在孕期对哺乳充满自信的心态将是产后母乳喂养成功的基本保证。因此，从怀孕开始就应主动了解有关母乳喂养的知识和信息，或向有母乳喂养经验的母亲请教，从理论和现实中认识母乳是婴儿最理想的食物，是其他任何乳类都无法取代的；认识哺乳是人类的本能之一，是哺乳类动物繁衍过程中重要的生物学活动，几乎每个健康的母亲都有足够的乳汁哺育自己的宝宝，从而对母乳喂养产生极大兴趣和强烈

愿望，树立哺喂婴儿的信心。如对母乳喂养存有疑虑，应主动向专业人员请教，进一步坚定母乳喂养的信心和勇气。

你的乳房适合哺乳吗?

正常乳房的形态多样：从大到小，从低垂到高耸，从柔软到坚实，从长乳头到短乳头，从平乳头、圆乳头到多裂纹的乳头，不一而足。妈妈的身体各不相同，大多数都与哺乳录像里的不太一样，但请不要担心，宝宝都会喜欢的。

乳房大小无关紧要，乳汁多少与乳房大小没有关系。某些性状的乳房或做过手术的乳房难以产出足够的乳汁，有些妈妈的确要比别人多喂几次奶才能保证乳汁量。不过，多数与乳房有关的问题都有很多办法解决。

乳头大小也不是那么重要，如果乳头太大、太宽，宝宝含不住，只需要他长大点，嘴变大了就能很好地吃奶了；有的妈妈乳头平时突出，可由于乳房水肿，产后乳头变得比较平，有的乳头缩在乳房里面（乳头内陷），可以通过一些手法帮它们“挺出来”。

总之，乳房和乳头的大小都不重要。当然，有些妈妈哺乳时的确需要格外努力，尤其是刚开始哺乳时。但是，对于各种乳房来说，哺乳都是可行的。

哺乳会疼吗?

妈妈的乳头在最初哺乳的日子里有些敏感很正常，但是如

果哺乳时非常疼痛，那就是你的身体发出了需要改变的信号。正如母乳喂养专科医生克里斯提娜·斯迈利所说："疼痛是身体引导我们找到一个更舒服位置的方式"。应对大多数乳头疼痛的方式就是作出简单的改变，乳头疼痛和乳头损伤并不是哺乳的正常现象。

你知道哺乳需要多久吗？

只要你和宝宝愿意，想多久就多久。世界卫生组织及很多国家的儿科学会都一致建议纯母乳喂养约6个月（不添加其他饮料或固体食物），再逐步添加固体食物，并持续母乳喂养至少两年。

你知道影响乳汁分泌的因素吗？

母乳分泌是一个复杂的生理过程，包括多种内分泌激素的参与和影响。妊娠期由于胎盘雌激素、孕激素的产生，促进乳腺进一步发育，但由于雌激素、孕激素与催乳素竞争和乳腺受体的结合，所以此时催乳素浓度虽高，但不泌乳。分娩后，雌激素、孕激素水平下降，只有催乳素与乳腺腺泡上皮受体结合而开始泌乳。婴儿吸吮乳头的刺激使垂体分泌泌乳素，随之引起乳腺肌上皮细胞收缩，将腺泡中的乳汁挤入导管，迅速达到乳头而射出。在婴儿开始吸吮后的30~45秒，突然双侧乳房射出乳汁，称为射乳反射，可使婴儿在短时间内获得大量乳汁。母血中泌乳素的浓度和婴儿吸吮的强度和频繁度有关。吸吮次数越多越有力，乳腺排空越好，可使催乳素血液浓度越高，从而促进乳汁的合成和分泌。如果没有催乳素引起的射乳反射，乳汁不能大量排出，乳腺排空不好，乳量即明显下降。

产妇膳食均衡、营养充足，所分泌的乳量及成分的差异不大，一般能保证婴儿的营养需要。但乳母饮食量少或营养较差，总泌乳量常常减少，实际也影响了婴儿对蛋白质和其他营养物质的摄入量。因此，产妇在哺乳期应保持充足的营养，以保证充足的泌乳量。焦虑、愤怒、抑郁、疲劳等不良情绪都能减少或抑制泌乳素分泌，阻止射乳反射的建立，使泌乳量减少。此外，产妇饮酒、疾病、怀孕等均影响泌乳。

你知道初次哺乳越早越好吗?

分娩后初次哺育的时间，传统的观念认为产后第2天母乳分泌较多时，才开始哺乳，这是错误的认识和做法。现在主张，婴儿出生后30分钟内即可俯在母亲胸前进行皮肤与皮肤的接触，并进行早吸吮。早接触、早吸吮可促进垂体分泌缩宫素和催乳素，刺激子宫收缩和乳汁早分泌，减少产后出血。早吸吮可强化婴儿的吸奶能力，因为刚出生的婴儿的觅食反射最强，是婴儿练习吸吮的好机会。频繁有效吸吮是保证有足够乳汁的关键，不要给新生儿加母乳以外的任何食物和饮料，不要用奶嘴奶瓶，实行三早（早接触、早吸吮、早开奶）。

你知道初乳是宝宝最珍贵的营养品吗?

初乳是指产后7天内分泌的乳汁，呈黄白色。初乳中不仅含有婴儿生长发育所需的各种成分，还含有丰富的抗体及白细胞，被新生儿吸收后，可有效防止呼吸道和消化道感染，这是哺乳期的婴儿获得免疫力的最主要的途径。因此，初乳对于新生儿来说，是非常珍贵的营养品，而且也是不易多得的天然保健品。

你知道如何给新生儿哺乳吗?

在喂奶前，产妇先用温水清洁乳头，同时清洁新生儿鼻孔，以防吃奶时发生呼吸不畅。喂奶时，先让新生儿从一侧乳房吸吮15~20分钟，再吸另一侧乳房，两侧乳房先后交替着喂，这有利于乳汁的分泌。

母婴同室、按需哺乳，即让婴儿睡在母亲床边的小床上，只要婴儿哭闹或母亲觉得奶胀，即可抱起喂奶，喂奶的次数与时间间隔不受限制。出生后24小时内每1~3小时1次，也可更多些。不仅能保证婴儿生长发育的需要，而且频繁有效地吸吮能刺激泌乳素的分泌，加速产后子宫的复旧，并且预防奶胀。

我的宝宝不肯吃奶，怎么办?

有些宝宝对你的乳房表现得不是那么有兴趣，这可能和分娩时用过药或者接受过其他医疗措施比如催产或产钳助产有关，不必太过沮丧，这种情况一定要有耐心，坚持与宝宝肌肤与肌肤接触，坚持喂宝宝，可以用手把奶挤到勺里，然后滴进宝宝嘴里，坚持用手挤奶或者用吸奶器吸奶，帮助乳房做好准备，等宝宝最终吃奶时，会有充足的乳汁。

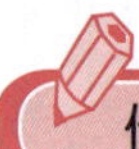

你知道哺乳时宝宝正确的含接姿势吗？

正确的含接是指婴儿将乳头和乳晕一起牵拉形成一个“长奶头”（乳头仅占长奶头的1/3），婴儿的舌头向前伸出呈勺状裹住奶头。这样，婴儿在吸吮时舌头与硬腭相对挤压奶头，能充分挤压乳晕下的乳窦，使乳汁排出，还能有效地刺激乳头上的神经末梢，促进泌乳和射乳反射。乳母在喂哺前先将乳头轻轻碰触婴儿口唇，诱发觅食反射，当婴儿口张大舌向下的一瞬间，迅速将乳头和乳晕一起柔和的塞入婴儿口中。

当含接正确时可见婴儿的嘴及下颏部紧靠乳房；婴儿的嘴张得很大；在婴儿上唇上面可看到部分乳晕，但在下唇处较少见到；婴儿吸吮动作缓慢而有力；婴儿显得轻松愉快；母亲不感到乳头疼痛。

如含接不正确，婴儿的嘴及下颏不紧贴乳房；可看见较多的乳晕，尤其在下唇下面；婴儿吸吮动作小而快；婴儿因吸不到奶而烦躁不安；母亲容易感到乳头痛。

你知道哪种哺乳姿势最好吗？

哺喂婴儿的正确姿势也很重要。产妇可以躺着，也可以坐着。一般在产后3天内，产妇体力尚未恢复，可以选择躺着喂，母婴均侧位，使婴儿面向乳房，鼻子对着乳头，婴儿的腹部要紧贴母亲。如果是坐着喂，可以拿枕头垫在腰背部和婴儿下面，或一只脚踏在小凳子上，让婴儿斜躺在母亲怀里，产妇一手托住婴儿的肩背部，而不只是托着头或后脑勺，婴儿的头和身体呈直线，颈部不要扭曲，另一只手应呈“C”字形支托乳房，手指不应呈剪刀状向胸壁方向压迫乳房。

喂奶时必须一直拉高或托起乳房吗？

没必要。试着从大自然和重力作用为你塑造的乳房形状出发。如果你喂奶时为宝宝托起乳房，很可能整个喂奶过程中都一直得托着。一些宝宝确实需要乳房保持稳定，或需要通过拉高乳房让他们呼吸更顺畅，这多半是因为妈妈的乳房很长或很宽，如果你不是这样的，让乳房保持自然状态可能会更好。

你知道每次哺乳需要持续多少时间吗？

持续时间取决于婴儿的需求，让婴儿吸空一侧乳房后再吸吮另一侧。有效吸吮时，最初4分钟可获得80%的乳量，10分钟时几乎达100%。但是婴儿吸吮不仅仅是为了充饥，乳房在满足了婴儿充饥的需要后仍有少量乳汁流出，但其流速很慢。因此，此时婴儿若继续吸吮，并不会摄入过多，可以让他在乳房上多吸吮一会儿。

你知道怎样使母乳增多吗？

有的产妇因各种原因造成奶水量少，宝宝不够吃，这时千万不要着急，因为过度的紧张、焦虑会抑制体内催乳素的分泌，使奶水更少。这时只要情绪稳定，树立信心，保持身心愉快，避免过度疲劳，注意营养，饮食充足，品种齐全，多喝汤，不吃抑制泌乳的药物，24小时母婴同室，按需哺乳，母亲和婴儿同步休息，保证足够的睡眠，并采取下述一些方法，就可使乳汁增多。

（1）加强婴儿吸吮：婴儿吸奶后母亲血液中的催乳素的浓度可比吸奶前增加10~30倍。这说明吸吮对乳头的刺激能反射地使垂体分泌大量的催乳素，进一步促使乳汁产生。因此，一定要让婴儿反复多次吸吮，即使奶少，也要坚持，并且每次要把乳汁排空，这样乳汁就会越来越多。

（2）补充足够的营养：乳汁中各种营养素都来自母体，如果母亲营养不足，那就要动用母体中原有的储备，或消耗母亲本身的组织能量来保证乳汁的分泌。如果母亲长期营养不良，正常的乳汁分泌将难以维持。因此产妇要补充足够的营养，如牛奶、鸡蛋、鱼类、精肉和蔬菜等。

（3）避免服药：哺乳期应避免服用一些影响乳汁分泌的药物或食物，如抗甲状腺药物、阿托品、乙醇，以及山楂、麦芽等，应少吃为宜。

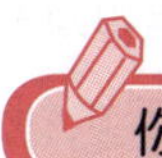

你知道母乳喂养的宝宝还需要喂水吗?

母乳中的水分完全能满足4~6个月以内婴儿的需要，因此在两次喂奶之间不必给婴儿喂水，即使在夏季也是如此。当然，在婴儿发热、腹泻或患其他疾病时，应根据宝宝的病情补充水分。

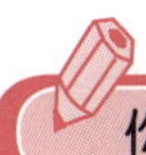

你知道什么是前奶和后奶吗?

新生儿出生10天后的乳汁称为成熟乳。前奶是指每次喂奶开始时的乳汁，前奶里含有丰富的蛋白质、乳糖、维生素、无机盐和水分，外观看起来较稀一些。每次喂奶十多分钟后，婴儿吃到的就是后奶，后奶因含脂肪较多，水分少一些，外观呈乳白色，较黏稠。后奶除了含有前奶的所有成分外，脂肪含量更高，提供的热量也更多。

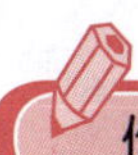

你知道如何判断婴儿吃饱了吗?

母亲可以通过以下几个方面来观察婴儿是否吃饱了：① 喂奶前乳房充盈，喂奶后乳房较柔软；② 喂奶时可听见吞咽声（连续几次到十几次）；③ 母亲有泌乳的感觉；④ 婴儿尿布24小时湿6次及6次以上；⑤ 婴儿大便软，呈金黄色、糊状，每日2~4次；⑥ 在两次喂奶之间，婴儿很满足、安静；⑦ 婴儿体重平均每天增长18~30克或每周增加125~210克。

相反，新生儿如果吃不饱可以见到如下的表现：① 新生儿体重长时间增长缓慢，在排除某些疾病的情况下，表明其处于饥饿状态；② 哺乳时婴儿长时间不离开乳房，哺乳后不久婴儿马上就哭闹；③ 婴儿吸吮时很用力，但不久就不愿意再吸，睡着了，不到2小时又醒来哭闹，有时拼命地吸吮乳头，有时把乳头吐出来哭闹。

你知道为什么喂奶后要拍一拍婴儿的背吗?

新生儿的胃呈水平位，而且食管和胃连接部位的贲门括约肌还迟缓无力，且在吸吮乳汁过程中，有气体被吞咽到胃中，所以喂奶后，应将婴儿抱起，使其上身直立，胸腹部紧贴母亲的前胸，头部靠近母亲的肩部，或坐在母亲的大腿上，使其上身直立，用手掌轻轻拍打婴儿背部，令其打嗝，使胃内空气排出，这样可有效防止溢奶。

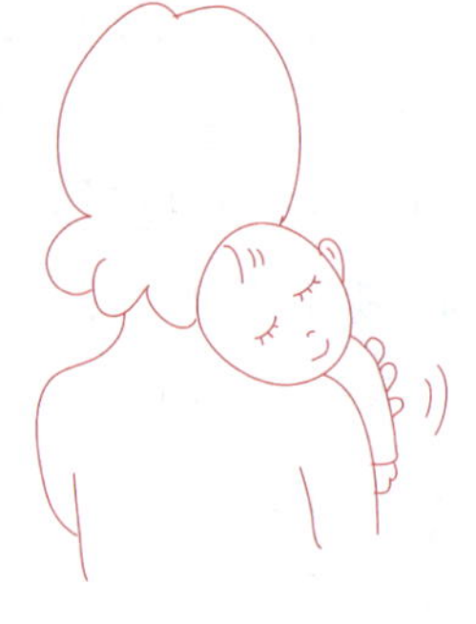

需要叫醒宝宝喂奶吗?

在某些情况下，睡眠时间超过3小时的宝宝需要些干预措施，如果你分娩时使用了硬膜外麻醉或其他药物，宝宝睡觉超过3小时，那么最好假定这是药物的副作用，给他喂点吃的吧。

有些时候适宜叫醒宝宝，有些时候则不然。如果你抬起他的

胳膊再放下，感觉胳膊下落时发紧，如果你看到他的眼球在小小的眼皮下转动，如果他的嘴唇做出吸吮的动作，如果他身体的某一部分动了动，这时候叫醒他更容易一些。

等到宝宝很饿时再喂奶，他是不是会吃得更好?

宝宝想吃奶时，一开始会发出微妙的信号，如眼皮忽闪着睁开，手举到脸旁边，嘴唇嚅动。然后他会增加更多明显的信号，如带着哭腔朝你的乳房摸索。如果这时给他吃奶，他可能轻松而温柔地含住乳头。而饿得更厉害时，他的注意力不集中，开始哭泣，身体和嘴巴会变得紧张，这时候才给他喂奶的话，他可能因为太紧张而不吃奶，变得难以安抚，喂奶要花更多的时间，而且更不舒服。

你知道哺乳期的乳房如何护理吗?

（1）佩戴胸罩：哺乳期间母亲应戴上合适的棉质胸罩，以起支托乳房和改善乳房血液循环的作用。

（2）按摩乳房：哺乳前柔和地按摩乳房，有利于刺激射乳反射。

（3）清洁乳房：切忌用肥皂或酒精之类物品擦洗乳头，以免引起局部皮肤干燥、皲裂。如需要，可用沾有清水的布清洁乳头和乳晕。

（4）避免损伤：哺乳结束时，不要强行用力拉出乳头。因为在宝宝口腔负压情况下拉出乳头，会引起局部疼痛或皮损。应让婴儿自己张口，乳头自然地从口中脱出。如果母亲因某种原因不得不中断喂奶，那么应首先把自己的手指轻轻放进婴儿的口中，使其停止吸吮，再拉出乳头。

（5）交替哺喂：每次哺乳应两侧乳房交替进行，如果哺喂后乳房还是胀胀的，应用吸奶器吸出多余的乳汁，直至乳房松软不胀为止。这样可以促使乳汁分泌增多，预防乳管阻塞和两侧乳房大小不等。

（6）正确挤奶：学会手工挤奶和恰当使用吸奶器或奶泵，避免因手法与吸力不当引起乳房疼痛和损伤。

你知道如何预防产后乳房下垂吗？

预防产后乳房下垂可以从以下几个方面入手：① 哺乳时不要让孩子过度牵扯乳头，最好养成不牵扯乳头的习惯，每次哺乳时应用手轻轻托起乳房；② 每日用温水清洗乳房，这样既可以保持乳房清洁卫生，又能增加乳房悬韧带的弹性；③ 选戴乳罩大小、松紧要适宜，以发挥提托乳房的作用；④ 坚持做一些扩胸锻炼，锻炼胸部肌肉，以增强对乳房的支撑作用。

你知道什么是“乳头混淆”吗？

“乳头混淆”就是宝宝在吃人工奶嘴和妈妈的乳头的时候发生了混淆，也就是宝宝用吃人工奶嘴的方法去吸妈妈的乳

头。这样不但不能有效吸到妈妈的乳汁，而且常常损伤妈妈的乳头。加上宝宝习惯了人工奶嘴“一吸就有奶”的现象，在吃妈妈的乳头时也认为应该如此，若不能立即得到流出的乳汁，就会表现出烦躁。也就是说，宝宝把妈妈的乳头当成奶瓶的奶头了。

你知道“乳头混淆”如何纠正吗？

“乳头混淆”是完全可以纠正的，只要掌握正确的方法：① 不要再使用奶嘴或者安慰奶嘴，可以使用勺子或者滴管；② 多和宝宝皮肤接触，让孩子熟悉妈妈的气味，保持良好的情绪；③ 在孩子情绪良好的时候给孩子哺乳，不要等他十分饥饿的时候才哺乳，同时妈妈也要保持稳定的情绪，不要操之过急；④ 一定要掌握正确的含接姿势，宝宝要张大嘴将乳头和大部分的乳晕都含在嘴里，才能有效地吸到乳汁；⑤ 可以在喂奶前先挤出点奶来，这样既可以刺激射乳反射，也让宝宝稍微吸吮就可以吃到奶。

乳头被宝宝咬破了怎么办？

乳头被宝宝咬破最常见的原因是含接不良，常促使母亲停止哺喂。一般可先用破裂较轻的一侧乳房喂奶，刺激射乳反射，再吸患侧乳房时，婴儿用力就小了。用母乳涂在乳头上和经常不断地喂奶有助于预防乳头疼痛和阻止疼痛发展。如果实在疼痛难忍，可用手或吸奶器将乳汁挤出哺喂婴儿，直至伤口痊愈。

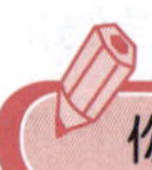

你知道乳头凹陷的妈妈也可以喂奶吗？

乳头凹陷的妈妈刚开始哺乳时可能有困难，但是乳房的伸展性在产后1周内会逐步改善。在哺乳时，婴儿吸的是乳晕而非乳头，新生儿的吸吮有助于乳头的拉长。让婴儿接触乳房，做好皮肤与皮肤的早接触，喂奶时用两手大拇指挤压乳晕，随后牵拉乳头，使其突出，并采取上身前倾的姿势喂奶，有助于成功母乳喂养。乳头扁平和凹陷严重时，可用吸奶泵或空针筒吸引的方法将乳头吸出来。不应使用奶瓶，因为这样会使婴儿产生乳头混淆，吸奶时更加困难。

你知道乳房肿胀如何处理吗？

乳房肿胀多是由于分娩后激素的变化，使乳房血管充盈，乳汁过度胀满，加之不适当、不经常让婴儿吸吮乳房或吸吮次数少而造成的。处理方法包括：① 频繁有效吸吮；② 喂奶前热敷；③ 按摩刺激射乳反射，哺乳前用手挤出部分乳汁，使乳晕变软，使婴儿容易吸吮；④ 母子分开时，经常有效地挤奶，一般2小时挤奶一次，挤奶前洗净双手，用拇指及食指按住乳晕挤奶，力量应垂直胸壁方向，各个方向都应挤到，如有吸奶器可用吸奶器吸奶；⑤ 在喂奶的间隔时间里用包裹碎冰块的袋子或者冷冻的蔬菜叶子冷敷，有助于缓解疼痛和减少肿胀。

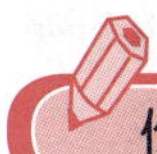

你知道剖宫产会影响母乳喂养吗?

剖宫产的母亲返回病房后，可以在婴儿做出反应时，鼓励尽早皮肤接触和早吸吮。手术第1天，母亲仰卧位，婴儿可以在母亲的一侧以俯卧式吸吮母亲的乳房，待硬膜外麻醉作用消失后，母亲就可以在床上轻微活动，并可以取侧卧位哺喂婴儿。术后24小时后母亲可以离开床活动，并应用环抱式方法哺喂婴儿。剖宫产术后尽早让婴儿频繁吸吮，仍然可以和阴道分娩的母亲一样获得成功的母乳喂养。

如果分娩过程中用了抗生素,可以在宝宝出生后就给宝宝哺乳吗?

在大多数情况下，分娩过程中使用的药物不会影响母乳喂养。而且刚开始的初乳量少，即使有的药物进入乳汁，宝宝通过少量的初乳得到极微量的药物也不会引起问题。如果产妇对某种药物感到怀疑，可以咨询医生。最好在产前和医生沟通，告诉他你打算母乳喂养，希望医生选择对母乳喂养安全的药物。

你知道母乳喂养对妊娠期糖尿病的母儿的好处吗?

母乳喂养对于患有糖尿病的母亲、婴儿有特殊的好处。因为母乳喂养能够缓解产妇精神上的压力，哺乳时分泌的泌乳素可以让母亲放松，而且哺乳时分泌的激素以及分泌乳汁所消耗的额外热量，会减少母亲治疗所需要的胰岛素用量，有效地缓解糖尿病的各种症状。对婴儿来说，母乳喂养会减少婴儿成年后患糖尿病的风险。

胰岛素和母乳喂养不冲突，因为胰岛素的分子大，无法渗透到母乳中，口服的降糖药，在消化道可被破坏，不能进入母乳，所以糖尿病母亲完全可以进行母乳喂养。

由于糖尿病患者容易感染各种病菌，母乳喂养期间要格外注意血糖水平、注重个人卫生、保护好乳头不受感染。

你知道哪些情况不宜母乳喂养吗？

母乳无疑是大多数婴儿最理想的天然营养品，但仍有一些特殊情况不宜进行母乳喂养。以往临床医生对患某些疾病的婴儿和患病的乳母往往不加分析地一概简单停止哺乳，这是不恰当的。根据现代新的医学和营养学观点，首先应权衡哺乳对母婴的安全和危害性，结合病情对身体健康的影响、母亲身心能否承受哺乳等因素做出正确选择。

母亲处于以下情况不适宜母乳喂养：

（1）母亲正在接受放射性同位素诊断或治疗，或暴露于放射性物质的环境中时，不宜实施母乳喂养。

（2）母亲正在接受抗代谢药物、化疗药物及少数会在母乳内排出的药物的治疗期间，不宜实施母乳喂养。

（3）如有严重的心脏病、心功能Ⅲ～Ⅳ级者，严重的肾脏、肝脏疾病，患高血压、糖尿病伴有重要器官功能损害的产妇，严重精神病、反复发作的癫痫患者，先天代谢性疾病的患者，哺乳有可能增加母亲的负担，导致病情恶化者，不宜实施母乳喂养。

（4）母亲正患传染病，并处于急性传染期，如患有各型传染性肝炎的急性期，或活动期肺结核的患者，或流行性传染病患者，不宜哺乳。应以配方奶代替，可定时用吸乳器吸出母乳以防回奶，待母亲病愈，传染期已过，可继续哺乳。

（5）患有阴道疱疹的母亲可以母乳喂养，但若疱疹局限在乳房，哺喂则不适合。

（6）乳房患有水痘的母亲，在损伤结痂前应将母乳挤出喂给婴儿，同时给婴儿注射疫苗。

（7）患有其他感染性疾病的母亲也要根据自身情况，并非完全适合母乳喂养。

（8）吸毒母亲在戒毒前不适合进行母乳喂养。

你的乳汁里有环境污染物吗？

严重的环境污染问题也许让你很焦虑，乳汁里是否会含有环境污染物？请不要为此担心，大量科学研究表明：母乳喂养的婴儿患癌症、糖尿病和心脏病的概率较低。而配方奶粉里也含有来自牛奶或其他成分，以及加工和包装过程中的环境污染物。现实情况是污染到处都有，但到目前为止，对婴儿来说，最安全、最健康的食物就是你的乳汁。

你知道母乳的保存方法吗？

母乳在小于26℃室温下可以保存4小时。如需储存母乳必须使用干净的容器，比如消毒过的奶瓶或者母乳储存袋，密封后在容器上标明日期及容量。母乳在2~4 ℃冷藏室中可保存8天，在-18 ℃以下冷冻室中可保存6~12个月。需注意的是，应将母乳置于冰箱冷藏或冷冻室中最冷的部位保存，避免放在冰箱门上，以免冰箱门温度不稳定；冷冻室内不能放置其他物品，避免受到其他食物的影响，破坏乳汁的新鲜度。

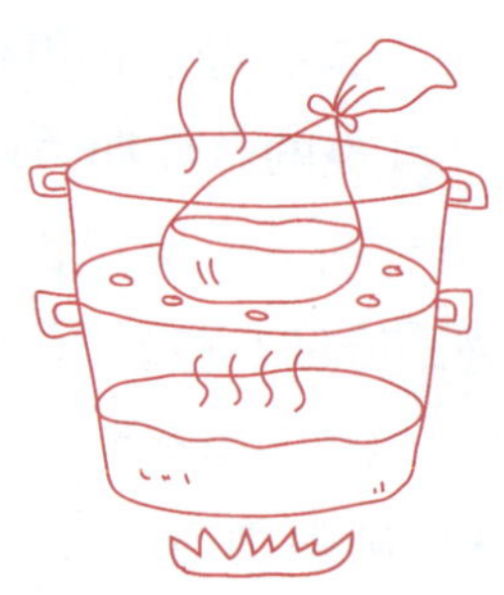

置于冷冻室的母乳食用前应先冷藏解冻（冷藏时应放在冰箱内层不超过24小时），或直接放在室温下解冻（不超过4小时）。解冻后应轻轻摇晃，让乳汁及脂肪混合均匀。亦可直接以袋子隔温水加热，或将解冻的母乳倒入奶瓶隔水加热回温（38~39℃）。不可用微波炉或煮沸法来加热母乳，以免破坏乳汁的营养成分。解冻后的母乳勿再次冷冻，室温下应在4小时内食用完，以免乳汁变质。

你知道何时断奶吗?

关于何时断奶，国际母乳协会提倡的是自然离乳，也就是说把决定权交给宝宝，让宝宝来给自己断奶。这样不仅避免了因抗拒断奶而发生的种种问题，并且今后也无须再戒除奶瓶或者安抚奶嘴。对母亲来说，她的身体有足够的时间来调整，从而避免了突然断奶所带来的乳房胀痛等不适。

断奶是一个很漫长的过程，当你开始给宝宝添加辅食的时候，你已经开始了断奶。美国儿科医师协会、世界卫生组织都强调断奶不是母乳喂养的终结，而是辅食的添加。因此无须纠结该

何时断奶，因为这个过程已经自然而然地启动。至于什么时候能够完全结束母乳喂养，那么每对母亲和孩子都有不同的步调。倾听孩子的声音，渐渐离乳的方式是最好的。

你知道断奶的方法吗?

所有的断奶方法都应该根据孩子的需要来进行。在整个过程中，妈妈有意识地引导孩子减少对母乳的需要。

（1）接受法：这是最温和、最自然的方法，也就是“不提供、不拒绝”的理念，接受孩子的意愿。当孩子需要母乳时，妈妈不拒绝哺乳，当孩子不需要哺乳时，妈妈也不主动提供。这个方法达到的是自然而然的离乳境界，所需要的时间可能也较长。

（2）减少法：通过减少每天喂奶次数或者减少每次哺乳的时间，可以从减少宝宝的某一次不太重要的哺乳的时间开始，然后减去这次哺乳。如果母婴均无不适，妈妈可以接着减少另一次的哺乳，这对妈妈的身体来说有着很好的调整。但是需注意观察孩子的表现，如果孩子出现情绪上的变化，可以减缓进程。

（3）替代法：妈妈可以通过寻找其他满足宝宝需要的方法来满足他的需求，比如给宝宝吃其他食物，或者带宝宝外出，给他讲故事等。

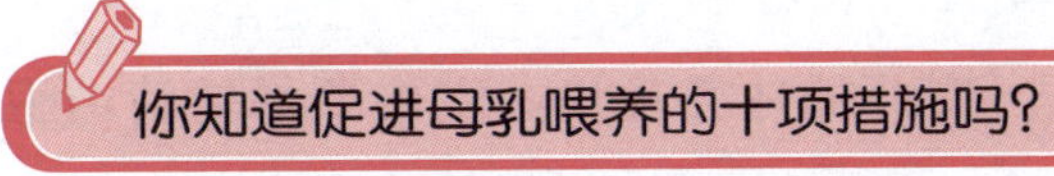

你知道促进母乳喂养的十项措施吗?

世界卫生组织倡导的促进母乳喂养的十项措施包括：

（1）有书面的母乳喂养政策，并常规地传达到所有的保健人员。

（2）对所有保健人员进行必要的技术培训，使他们能实施这一政策。

（3）要把母乳喂养的好处和处理方法告诉所有孕产妇。

（4）帮助母亲在产后半小时内哺乳。

（5）指导母亲如何喂奶，以及在与其婴儿分开的情况下如何保持泌乳。

（6）除母乳外，禁止给新生儿喂任何食物和饮料，除非有医学指征。

（7）实行母婴同室——让母亲与婴儿24小时在一起。

（8）鼓励按需哺乳。

（9）不要给母乳喂养的婴儿吸橡皮奶头，或使用人工奶嘴作为安慰物。

（10）促进母乳喂养支持组织的建立，并将出院母亲转给这些组织。

环境与卫生

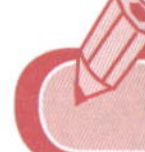

你知道产后需要良好的休养环境吗？

产后需有一个舒适、安静的休养环境。室内要保持清洁卫生、空气新鲜、温度适宜。一般情况下，要保持室温在22~24℃，相对湿度在50%~60%，床铺干燥、平整，每天开窗通风2次，每次

15~30分钟，但应避免对流风直接吹向母婴。产后1周内，由于妊娠期间孕妇体内潴留的水分通过皮肤排出，产妇常常会感觉出汗多，这是正常现象。要经常洗头、洗脚，勤换内衣裤，保持身体的清洁。洗澡以淋浴为宜，产后4周内禁止盆浴，以免发生感染。

产妇产褥期如何保持口腔卫生呢?

民间风俗说，产妇在“坐月子”时，不能刷牙漱口，认为会引起牙痛病，并会造成牙齿松动、脱落。其实这种说法毫无科学根据。产妇分娩以后，由于本身以及婴儿生长的需要，除了一日三餐之外，大多还要增加几顿点心，这样甜食的摄入量必然比平时还要多，由于甜食会增加口腔内的酸度，再加上口腔本身的温度、湿度适宜，于是为细菌的生长繁殖创造了条件。若是忽视了口腔卫生，不但会产生口臭，而且极易患牙龈炎、牙周炎、龋齿等口腔疾病，影响产妇的健康。由此可见，产妇更应搞好口腔卫生。方法如下：

（1）饭后及时漱口：这样不但能够清除口腔内残留的食物碎屑、牙垢，而且含漱本身对于牙齿来说，犹如一种按摩，可增强牙龈组织的抗病能力，故每次进食完毕，应用温水漱口。

（2）早晚要坚持刷牙：可选用小头软毛牙刷，用温水刷牙，减少对牙龈的刺激，且里外都要刷，用力不要过大、过猛。

需要指出的是，为了保持牙齿生长代谢对某些营养物质的特殊需要，防止牙齿松动，产妇要注意调整饮食结构，多吃含钙、磷、铁及维生素A、维生素D丰富的食物。新妈妈刷牙时可以选择软毛小头牙刷，使用时不会伤害牙龈，刷牙时动作要轻柔。

产后能洗头吗？

很多地方有产妇要满月后才能洗头的传统，认为洗头会掉头发、会引起头痛、会受风等等，其实这是没有道理的。

正常人每天也会掉发数十根。产妇在产后脱发明显增多是因为激素水平改变，其实这种脱发毛囊本身并无病变，是一种生理现象，而非洗头所致。而长时间不洗头，头皮不清洁会影响毛囊细胞呼吸，而加重脱发。相反，产妇新陈代谢旺盛，汗多，头发比一般人更容易脏，适时洗头，对于促进头皮局部血液循环，保持头发健康是非常重要的。

你知道产妇洗澡的注意事项吗?

产妇在分娩时大量出汗，产后数日内由于皮肤排泄功能旺盛，毛孔张开，出汗较多，如不及时清洗，会使汗液、奶渍、污垢在皮肤上堆积，容易出现皮疹和痱子。而且产妇分娩后抵抗力降低，容易引起皮肤感染。因此产妇洗澡是必要的。自然分娩24小时后即可淋浴，但不能盆浴，以免引起感染。剖宫产的产妇在伤口没有愈合前不能洗澡，可以选择擦浴的方式清洁身体，一般在产后2周可以洗澡，洗澡时水温要保持在适宜的温度，室温在25℃左右，洗澡时间不宜过长，浴后要立即擦干身体，穿好衣服，避免受凉。

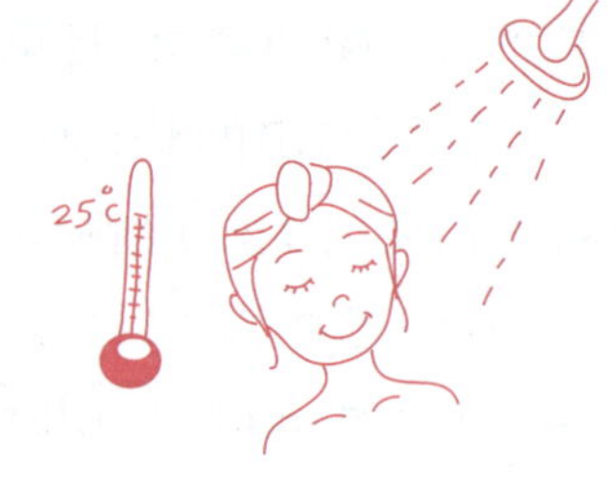

你知道产后多汗不是“虚”的表现吗?

有些产妇“坐月子”时发觉自己整日出汗不止，以为是产后身体虚弱的表现，吃了许多营养品，大补特补。其实事实并非如此。孕妇怀孕以后，为了满足胎儿生长发育的需求，体内血容量增加，同时伴有激素水平的升高，物质及能量代谢的增快，使得大量的水分在孕妇体内积聚。但分娩以后，产妇的新陈代谢活动和内分泌活动显著降低，机体也不再需要如此多的循环血量，积聚的水分需要排出体外以减轻心脏负担，这样有利于产后机体的恢复。

人体排泄水分的途径主要有3种：① 经泌尿系统从尿液中排出；② 通过呼吸道从呼出的气体中以水蒸气的形式排出；③ 通过体表以出汗的方式排出体外。因此，产妇在产褥期不仅尿量增多，而且汗腺的分泌活动也会增强，这就使得产妇无论是在冬天还是在春秋季节，在睡觉及醒来时往往大汗淋漓。这是机体在产后进行自我调节的结果，并非身体虚弱，常在数日内自行好转，不必担心。但需注意，在出汗时，由于毛孔张开，易受风寒，因此要随时把汗擦干，及时更换衣物，保持皮肤清洁。

你知道新妈妈是可以梳头的吗?

很多长辈会告诉产妇，“月子”里不能梳头，认为梳头会出现头痛、脱发，甚至留下病根。

实际上，梳头与上述症状并没有直接联系。“月子”期间完全可以梳头，梳头不仅仅是美容的需要，还有两个作用：一方面，梳头可以去掉头发中的灰尘、污垢，可以使头发清洁，起到清洁卫生的作用；另一方面，通过木梳刺激头皮，可振奋人的精神，促进头皮血液循环，达到保持头皮健康的作用。

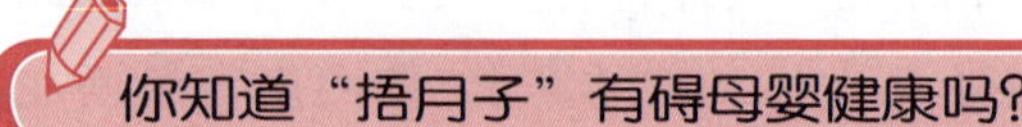

你知道“捂月子”有碍母婴健康吗？

我国民间素有“捂月子”的风俗。新妈妈在“坐月子”时，把屋子封得很严实，紧闭门窗，全身裹得严严实实。认为这样才能保护好新妈妈和新生儿，其实这样做对新妈妈和婴儿都极其不利。

屋子捂得过严，室内通风不好，必然造成室内潮湿，产生细菌，侵害人体。新妈妈和婴儿都处于身体虚弱时期，抵抗力差，经不起细菌的侵袭，容易得病。更重要的是，无论新妈妈还是婴儿，都需要阳光的照射，终日不见阳光，使新妈妈和婴儿的身体健康受损，是极为不利的。

你知道产后穿衣如何选择吗？

产妇的衣着应随气候变化适当增减，以宽大、柔软舒适、清洁卫生、温暖适度为原则。应选择棉、麻、毛、丝、羽绒等质地的衣物。因为这些纯天然材料柔软舒适、透气性好、吸湿、保暖。有些年轻的妈妈害怕产后发胖、体型改变，便穿塑身衣、牛仔裤来束胸、束腹，这样的装束不利于血液流畅，特别是乳房受压易患乳腺炎。所以产妇衣服应宽大，以能活动自如为好。衣着应根据气温变化相应增减。夏天不需包头，即使在冬天，只要没有对流风直接吹向产妇，也不需要包头或戴帽子。哺乳期应当佩戴合适的棉质吸水胸罩，以起到支托乳房、方便哺乳的作用。“月子”里以选择柔软的布鞋为佳，不宜穿高跟鞋。产妇新陈代谢旺盛，褥汗增多，乳汁溢出沾染衣服，奶渍干燥后衣服变硬易擦伤乳头，这些都极易引起细菌繁殖，危害母婴健康。因此产妇衣服要勤洗、勤换、勤晒，以防疾病的发生。

会阴护理

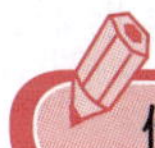

你知道如何护理会阴侧切伤口吗?

会阴切开的伤口虽然很小，但因伤口位于尿道口、阴道口和肛门的交汇部位，还因产后的一些特殊情况容易发生伤口愈合不良，所以应在护理上多加小心，保持会阴清洁以防感染。要勤换卫生巾，并每天用温开水清洗会阴部，避免恶露及大小便污染伤口。平时睡眠或卧床时，最好侧卧于无伤口的一侧，以减少恶露污染伤口的机会。产妇若自觉肛门处有坠胀感，应及时告知医护人员，警惕会阴阴道血肿的发生。拆线后的几天内，避免做下蹲用力动作，解便时宜先收缩会阴再坐在马桶上，因屏气用力常是会阴伤口裂开的原因之一。

你知道如何观察恶露的变化吗?

恶露是分娩后从阴道内流出的含有血液、坏死的蜕膜等物质的黏液样的分泌物。产后3天内的恶露为红色恶露，颜色鲜红，量多，含有大量的血液、小血块及蜕膜组织。3天后颜色变浅，其中的血液含量较少，有较多的坏死蜕膜组织，称为浆液性恶露。浆液性恶露持续10天左右，浆液逐渐减少，白细胞增多，变为白色恶露。白色恶露因含大量白细胞，色泽较白得名，持续3周左右干净。正常恶露有血腥味，但无臭味，共计持续4~6周，总量为250~500毫升，个体差异较大。

产褥期要注意观察恶露情况是否正常，尤其是要注意恶露的质与量、颜色与气味的变化。如果血性恶露持续2周以上，量多，常提示胎盘附着处复旧不良或宫腔内残留胎盘、胎膜。如果恶露持续时间长且为脓性，或有臭味，表示有宫腔内感染。

日常生活护理

你知道产妇何时能下床活动吗？

自然分娩的产妇，产后4~6小时即可在家属的陪伴下到厕所排尿，次日即可随意在房间内走一走。剖宫产的产妇第2天拔除导尿管后即可下床活动。新妈妈早期适量活动，有利恶露排出和子宫的复原，从而减少感染的机会，促使身体早日康复。还可以减少下肢静脉血栓形成的概率，促进胃肠道功能的恢复。因此，单纯卧床休息对新妈妈来讲是有害无益的。

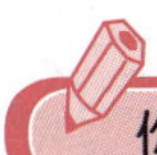

你知道产妇应避免繁重的劳动吗?

妊娠和分娩带来的体力消耗，大约需要6周的时间才能完全复原。产后充分的休息和睡眠可以消除疲劳，促进组织修复，增强体力，有利于乳汁的分泌。若产后无并发症，应尽早下床活动，但每天必须保证充足的睡眠，才能利于体力的恢复和乳汁的分泌。

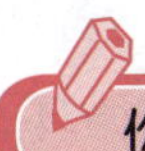

你知道为何新妈妈产后不要过早瘦身吗?

在正常情况下，女性怀孕后的体重是一定会增加的，通常要比怀孕前增加10~15公斤，分娩后体重还是要比孕前重5公斤左右。这增加的重量包括增大的乳房、子宫和部分增加的脂肪，这些重量在度过产褥期和哺乳期后会逐渐消失，所以新妈妈分娩后不要急于将这部分增加的体重减去。

在怀孕期间，孕妇盆腔内的韧带、肌肉、阴道黏膜等都被拉长而松弛，以利于宝宝的分娩，宝宝出生后，这些松弛的组织可以逐渐恢复到产前的状态。如果新妈妈在产后早早地节食、运动瘦身，必然要影响母乳的质量，从而间接地影响宝宝的健康。并且过早运动使盆腔韧带进一步松弛，会导致子宫、膀胱、直肠突向阴道，造成子宫脱垂、尿失禁和排便困难。这些症状在产后往往不会马上出现，而常常在若干年后逐渐显现。

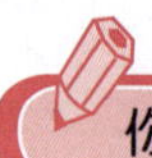

你知道如何预防下肢静脉血栓吗?

剖宫产、难产或者有心脏疾患的产妇，由于产后体力消耗，疲惫虚弱，伤口疼痛，活动受限，且卧床时间较长，其下肢静脉血液回流缓慢，较易瘀积于静脉内，容易引起下肢静脉血栓形成。主要表现为下肢体表温度降低，自觉酸胀、麻木，患肢可有水肿，或肢体变粗，如有此种现象，应及时请医生处理。

产后卧床时，应注意加强双下肢的锻炼，如每天伸屈下肢2~3次，每次5~10分钟，或将下肢抬高，每次持续3~5分钟。若活动不便时，可请家属帮助，或给予按摩，以促进下肢的血液循环，防止血液瘀积。若情况允许，应从产后第2天开始下床活动。

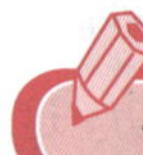

你知道产后脱发的原因吗?

产后脱发常给一些年轻妇女带来很多烦恼。脱发的主要原因有：① 心理因素造成的精神性脱发；② 分娩使体内的激素水平发生了改变，身体内环境的改变，使老发脱落，新发未及时生长导致脱发现象；③ 头发的生长，除了需要丰富的蛋白质，还与一些微量元素有关，而分娩和哺乳导致了某些微量元素的缺乏，也会导致产后脱发。

产妇们千万不要紧张，否则反而会加重脱发，随着激素水平恢复正常，一般来说，发量会逐渐恢复。产后需要注意的是：首先，应调节饮食，多食用优质蛋白质，因为优质蛋白有预防血管老化，促进毛囊血液循环，保证毛发营养的作用。其次，产后头

发和头皮的含油量会增多，含油量过高会加重脱发现象，因此要勤洗头，经常用指腹作头皮按摩，促进头皮的血液循环，使新发加速生长，但不要用脱脂性强的洗发剂。

你知道"月子"里可以读书看报吗?

孕妇分娩后不久，体内所发生的各种改变都会恢复到妊娠前的状态，如果妊娠期间没有发生妊娠期高血压疾病，在产后适当读书看报是完全可以的。

产后最初几天最好是半坐位，选择舒适的位置读书看报，不要躺着或侧卧位阅读，以免影响视力；阅读的时间不宜太长，以免造成眼睛疲劳；光线应适中；不要看惊险或带有刺激性的书籍，以免造成精神紧张；看书不能看得很晚，以免影响睡眠，影响乳汁分泌。

你知道"月子"里可以看电视吗?

电视机的显像管在高压电激发下，向荧光屏连续不断地反射电子流，从而产生高压静电，并释放大量的正离子，正离子可以吸附空气中的尘埃和微生物，附着在人的皮肤上。此外，荧光屏还能产生波长小于400微米的紫外线，由此产生臭氧，当室内臭氧浓度达到1%时，可引起咽喉干燥、咳嗽、胸闷等。假如产妇长期受到来自电视产生的辐射，对身体是不利的。长期看电视，容易产生双眼疲劳、视觉模糊；产后妇女身体虚弱，容易发生屈光不正等眼病；眼部肌肉如果长期处于紧张状态，调节过度就会出现头痛、胸闷、恶心、眼睛胀痛等症状。

产妇应减少看电视的时间，一般最好不要超过1小时。另外，要与电视保持正常的距离，不要太近，以使眼睛得到充分的休息，看完电视后，不要忘记洗脸。尤其是身体虚弱的产妇更要少看电视，以免引起不适，影响身体康复。

你知道产妇应该怎样度过炎热的夏天吗?

中医认为，妇女产后百脉空虚，不耐邪侵，尤怕受风着凉或引起产褥感染，而夏季天气炎热，产妇如在盛夏分娩，“坐月子”要注意什么呢?

（1）充分的休息：产妇在产褥期必须有充分的休息时间，但由于夏季气温较高，不利于产妇休息。所以要保持室内处于适宜的温度，一般而言，房间可以保持自然通风的状态，若气温过高时，可使用电风扇或空调降温，但应注意风不应直接对着产妇吹。

（2）合理的营养：夏季暑热，正常人的食欲也会减少，产妇更容易食欲不振。但产妇要恢复分娩过程中的体力消耗以及哺乳的消耗，必须要有足够的热能摄入和各种营养素的供给。产妇每天除了三餐之外，可另外加餐2~3次，食物宜清淡，可适当吃一些水分多的水果，保证水分摄入。

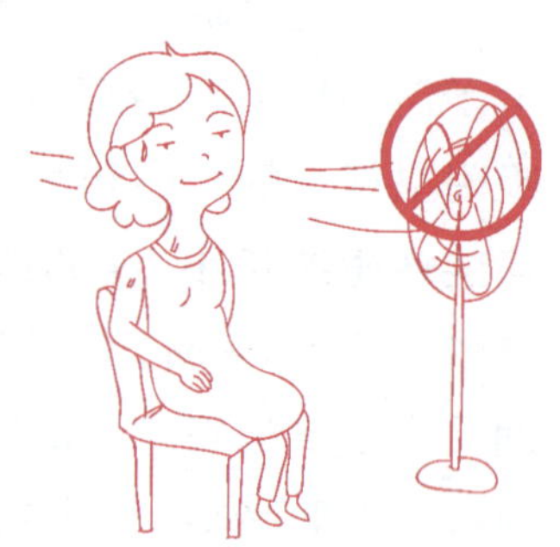

（3）良好的卫生：夏季炎热，产妇

出汗多，要勤沐浴、勤换衣。房间要勤打扫，保持空气清新。此外，夏季食品易变质腐败，产妇不能食用久置的食品。

你知道为何探望新妈妈不宜送鲜花吗？

很多人探望病人时喜欢带上一束鲜花表达祝福之意，但是探望新妈妈时，鲜花并不是适宜的礼物。首先，鲜花的颜色鲜艳光彩，会刺激新生儿的眼睛，新生儿应该先接触外界的一些柔和的光线，接触色彩要渐渐地由弱到强。其次，鲜花带有花粉，很容易使过敏性体质的婴儿因花粉过敏而产生严重后果。

你知道新妈妈情绪上会有过渡期吗？

经过分娩期的母亲，将要经历不同的感受：高涨的热情、希望、高兴、满足感、幸福感、乐观、压抑及焦虑。有的新妈妈可能因为理想中的母亲角色与现实中的母亲角色的差距而发生心理冲突、因为胎儿娩出的生理性排空而感到心理上的空虚、因为现实母亲的太多责任而感到恐惧、因为丈夫及家庭的注意力都转移到宝宝身上而感到失落。这个时候，丈夫与其他家庭成员应该陪在产妇身旁，更多地关心她的生活和情绪，提供坚定的支持，陪伴她度过这一时期，早日适应母亲的角色，把宝宝作为自己生活内容的一部分。

性生活与避孕

你知道产褥期为何不能同房吗?

产后母体的生理变化较大，尤其是生殖器官经过妊娠和分娩的变化和创伤，必须要经过一段时间才能恢复正常。当这些器官、组织尚未复原时，不能同房。对于自然分娩的产妇，由于子宫和身体其他器官组织逐步恢复到未怀孕的状态所需要的时间为6~8周，因此，在这段时间里是不应该进行性生活的。原因如下：

（1）妇女分娩消耗了大量的体力，所以在产褥期是一个充分修养的阶段，不宜进行性生活，消耗精力和体力。

（2）在产褥期子宫逐渐缩小，恶露不断由阴道排出体外，由于恶露的存在，生殖道很容易受到细菌的感染，加上产后抵抗力低下，过早性生活容易引起细菌侵袭，导致子宫内膜炎等疾病。

（3）由于性激素代谢的缘故，产后女性生殖器官较脆弱，一旦遇上粗暴的性交动作，会导致损伤，严重的会造成阴道撕裂。平时阴道具有很大的韧性和弹性，因此性交不会有损伤，但在产褥期，阴道组织变软，脆性增加，弹性变差，性交时就容易发生撕裂。阴道撕裂的部位多发生在后穹隆，撕裂的边缘多整齐锐利，这些部位的毛细血管丰富，虽然没有大血管，但由于周围组织没有压迫作用，出血往往较多，不易自行停止。

（4）产妇分娩时常会伴随着会阴侧切或会阴部的撕裂，这些

伤口都需要在产褥期内逐渐愈合，性生活会影响伤口的愈合，也会带来细菌感染。

你知道何时可以恢复性生活吗？

产后恢复性生活除了“6~8周”这样一个大致的时间范围，还应考虑产妇体力恢复与恶露是否完全干净等情况。有时需适当延长禁止性生活的时间，不可操之过急。若是在剖宫产、产钳术、会阴切开术、宫颈裂伤缝合术，或产褥期中有感染、发热、出血等情况，其子宫、阴道、外阴等器官组织恢复缓慢，恢复性生活的时间应相应推后。一般来说，产钳及会阴、宫颈裂伤缝合术后，应在伤口愈合后恢复性生活。对于剖宫产者，最好在产后3个月后恢复性生活。有发热、宫内感染的，应待痊愈后恢复性生活。

你知道产后“性冷淡”的原因吗？

有的产妇在生完孩子后，性欲淡漠，其原因不外乎生理和心理两个方面。

从心理上说，当孩子呱呱坠地时，年轻父母都为自己的爱情结晶降临人间欣喜不已。其实，母爱的程度往往超过父爱，这是因为母亲经历了“十月怀胎”之苦，又倾注了哺乳之情。分娩前妻子的爱是毫无保留地奉献给丈夫，但在分娩之后，妻子同时担任了母亲的角色，她必然将一部分爱转移给孩子，这就发生了

"移情"现象，使妻子对丈夫不像以前那样专注和热情了。在这方面，妻子是不知不觉的，并没有意识到，而丈夫却十分敏感地感受到了妻子的冷落。

从生理上来说，当有了孩子以后，妻子增添了不少家务劳动，还担负起哺乳的重任。这些会使妻子感到身心疲劳，也会使她们性的欲望和性的热情降低，从而出现性欲淡漠现象。

你知道哺乳期是"安全期"吗?

产妇分娩后，卵巢还没有恢复正常的工作，在一般情况下，哺乳期间，卵巢因受到抑制而暂不排卵，也不来月经，所以不会怀孕。但当卵巢功能恢复，第一次排卵期间过性生活就有可能怀孕，而此时仍无月经来潮。

卵巢有排卵就有可能受孕，故不能以为在哺乳期月经未来就可以不避孕。若此时怀孕，由于产后时间短，子宫刚刚复旧，加上正值哺乳期，子宫很软，实行人工流产较困难，容易发生子宫穿孔、出血。尤其是剖宫产术后的妇女，因子宫上有手术瘢痕，所以有损伤子宫切口的可能。因此哺乳期并不是"安全期"，在哺乳期间，仍须做好避孕措施，避免意外怀孕。

你知道产后可以选择哪些避孕方式吗?

（1）宫内节育器：在来月经以后，产妇可放置宫内节育器，俗称"放环"。剖宫产术半年后可以放置宫内节育器，放置宫内节育器是一种安全、有效、简便、经济的节育措施，且取出后照样有生育能力，多数人使用效果良好，但也有人会有腰酸、经量增多、阴道分泌物增多等不适，可根据自身情况，与医生讨论是否需要取出。

（2）避孕套：避孕套是一种屏障避孕工具，它可于任何时期使用，是适应性最广的一种避孕工具。产后3个月内宜使用避孕套。

（3）外用避孕药：外用避孕药是于性生活前使用的一种不干扰生理功能的避孕药，如避孕栓、避孕片、避孕药膜、避孕药膏等。它作用部位局限，无全身反应，可以在产后使用。

（4）避孕药和避孕针：由于避孕药和避孕针进入人体后可通过哺乳传给宝宝，因此处在哺乳期的妈妈最好不要使用这类方法。

产后健康检查

你知道什么时候进行产后检查吗?

由于妊娠、分娩引起的一系列生理、病理变化以及分娩过程中的创伤，在产后经过6周的休养和调理，基本得到恢复，所以应在此期进行健康检查，以便了解全身及生殖器官是否恢复到良好状态、有无疾病的形成，为以后的休养和活动提供依据。因此，产后检查一般安排在产后42天。

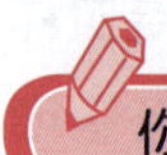

你知道产后检查包括哪些内容吗?

（1）测量血压：许多孕妇在临产时有血压升高的现象，产后经过一段时期的休养，应该得到恢复。若此时仍有血压偏高现象，应注意查找原因，必要时遵医嘱应用药物治疗。

（2）妇科检查：其检查的内容主要是子宫复原情况，恶露有无异常，阴道壁有无膨出，宫颈、阴道及会阴是否愈合良好等情况。若子宫复原不良，应进一步检查有无再孕。若恶露不净时，应进一步检查宫腔内有无残留物，并根据检查情况，指导是否进一步治疗，以及是否可以进行正常的性生活等。

（3）乳房检查：主要是检查有无乳腺炎症、乳头皲裂以及乳汁分泌情况，并指导正确哺乳及如何保护哺乳期的乳房等。

（4）进行相应的疾病检查：如曾患有妊娠期高血压疾病及慢性肾炎者，需进行尿常规及蛋白检查；曾有贫血及产后出血较多者，需进行血红蛋白及红细胞计数检查；曾有泌尿系统感染者，需进行尿常规或尿培养检查；如果曾有糖尿病、心脏病、高血压及其他妇科疾病以外的病症，除进行妇科检查外，还应到相关科室进行相应的检查。同时，如果产妇自觉有不适，还应及早进行检查，以便及时治疗。

（5）其他：在进行检查的同时，医生还会对计划生育的有关知识给予指导，以便采取合理的避孕措施。

5

常见疾病、不适症状及处理方法

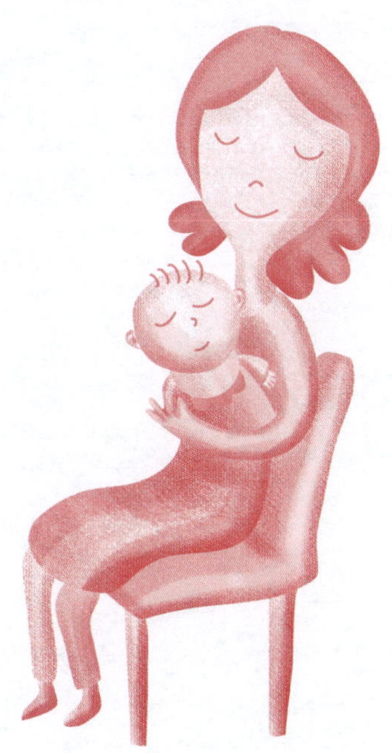

分娩时异常征象

你知道哪些产妇要做会阴侧切手术吗?

会阴是指阴道口与肛门之间长2~3厘米的软组织。胎儿出生时要经过子宫口、阴道和会阴等,会阴是产道的最后一关。会阴侧切是产科常见的一种手术。在分娩过程中,由于某种原因,影响胎儿顺利娩出或分娩容易造成会阴撕裂,需做会阴侧切术,以扩大婴儿出生的通道。若产妇在分娩过程中遇到以下情况需做会阴侧切术:① 会阴过紧或胎儿过大;② 产钳或吸引器助产;③ 估计分娩时会阴撕裂不可避免;④ 胎儿出现宫内窘迫,需尽快终止妊娠;⑤ 产妇患有心肺疾病;⑥ 产妇做过阴道损伤修补术或会阴发育不良;⑦ 早产者。

你知道分娩过程真的是越快越好吗?

从医学角度分析,孩子生得太快并不是好事。从临产至分娩结束,即整个产程不足3小时的,称为急产。急产一般发生于子宫收缩过强、过快者。过去,急产多见于经产妇,现在由于做过人流或引产术的人增多,因此急产也常见于初产妇。急产可对母婴造成严重的危害。对产妇来说,由于胎儿娩出过快,产道来不及扩张,可导致会阴、阴道、宫颈的严重裂伤;胎儿娩出后,子宫收缩不良,易发生胎盘滞留及产后出血、产后感染等;若来不及消毒接生,会增加产褥感染的机会。对胎儿或新生儿来说,由于急产时宫缩过强、过快，产妇没有子宫收缩的间歇期，会使胎盘血液循环受阻，胎儿容易出现缺血、缺氧，发生宫内窘迫、新生儿窒息，甚至死亡；胎儿若娩出太快，头部血管可能会破裂，造成颅内出血等危险；若来不及接生，新生儿坠地，也可导致新生儿颅内出血、骨折及其他外伤。因此，有急产可能者，一旦发生产兆，应及早到医院待产。

你知道如何预防异常分娩吗？

做好定期产前检查，可大大减少异常分娩的发生率。胎儿及产道异常，在产检时大多可以发现。胎位不正者，应设法纠正；骨盆狭窄者，可根据其狭窄的程度，对分娩方式作出初步估计。纠正贫血，改善营养，防治妊娠期高血压病及其他妊娠并发症等，以利于分娩的正常进行。

终止妊娠的方式应根据宫缩情况、宫颈扩张程度、骨盆的大小、胎位、先露部的高低、胎儿的大小、产妇的一般状况及年龄、胎产次等而定，可分为阴道分娩、手术助产及剖宫产术。

子宫复旧不全

你知道什么是子宫复旧不全吗？

一般在产后6周子宫可恢复到非孕状态，若不能按正常生理过程缩复，则称为子宫复旧不全。子宫复旧不全的临床表现有腰酸，

下腹坠胀，血性恶露持续时间较长、血量明显增多等，此时恶露常浑浊或伴有臭味，有时能见到坏死的残留胎盘组织和（或）胎膜组织随恶露一起排出。有少数人血性恶露量极少，而主要是下腹部出现剧烈疼痛。妇科检查可以发现子宫较同时期正常产褥子宫稍大稍软，多数子宫呈后倾后屈位并有轻微压痛。子宫复旧不全可导致感染或产后出血等并发症。

你知道如何预防子宫复旧不全吗？

在妊娠期间，应重视能够增强孕妇体质的一切措施。临产后，必须正确处理胎盘及胎膜的娩出，若有少许胎膜残留，产后可及时应用子宫收缩剂及抗生素，等待其自然排出及预防感染。避免产后尿潴留，产后4小时内应及时排尿。若发生产后尿潴留应及时处理，必要时导尿。避免长时间仰卧位，应早期下床活动。坚持母乳喂养，可促进子宫收缩，帮助恶露排出。阴道流血量多或长期流血不止，或有发热，应及时就诊，检查宫腔内是否有残留物，了解有无宫腔感染的发生，并及时处理。

胎盘残留

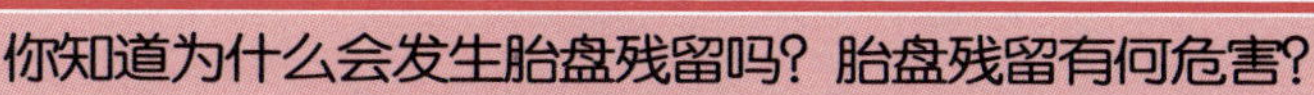

你知道为什么会发生胎盘残留吗？胎盘残留有何危害？

胎盘一般是在胎儿从产道娩出后5~15分钟娩出体外，最晚不超过30分钟。此时如果出现胎盘没有完全排出而有一部分留存在子宫内的现象，称为胎盘残留。大部分情况下，留在子宫内的是很难发现的非常细小的胎盘碎片。多次实施人工流产，术后产生子宫内膜炎，可引起胎盘全部或部分残留。胎盘残留是产后出血的常见原因，也可造成子宫复旧不全及感染。若产后少量胎膜残留，会随恶露一起排出，如果比较多，需要及时清宫。

晚期产后出血

你知道发生晚期产后出血该怎么办吗？

产妇一般在产后2小时内阴道出血量较多，2小时后出血逐渐减少，如果分娩24小时后阴道大量出血，称为晚期产后出血。晚期产后出血多见于产后1~2周。阴道出血可持续或间断，有时可突然阴道大量出血，引起失血性休克，多伴有低热、寒战。晚期产后出血的原因有：① 产后子宫收缩乏力；② 胎盘或胎膜未

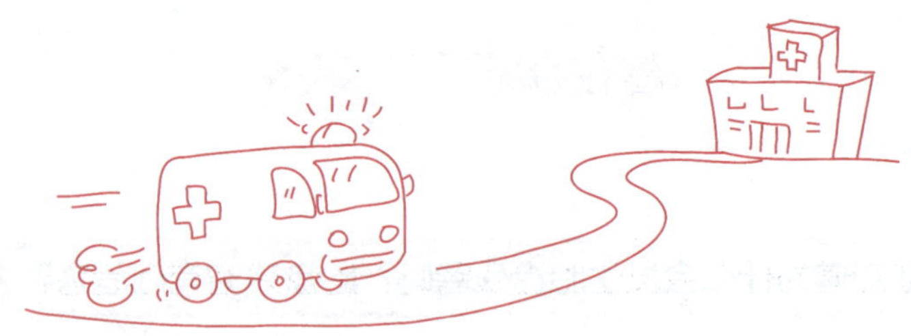

完全排出，体内有残留；③ 胎盘附着部位复旧不全，局部创伤不能及时修复，多在产后1~4周开始出血；④ 剖宫产术后，子宫切口部位血管内血栓脱落出血；⑤ 黏膜下子宫肌瘤、绒癌出血；⑥ 凝血功能障碍。

发生急性大出血的产妇，应及时去医院治疗，千万不要耽搁，以避免发生休克，威胁生命。即使少量或轻度阴道出血也不能马虎，应及早在医生的指导下，积极进行治疗。

会阴切口疼痛

你知道如何减轻会阴切口疼痛吗？

以下是一些减轻不适和疼痛的方法：

（1）避免接触伤口处。

（2）至少每4小时更换一次卫生巾，上完厕所用清水清洗会阴部，保持会阴部清洁。恶露量少时可不用卫生巾，使会阴部干燥透气。

（3）保证充足的睡眠，不要长时间站着或坐着，母乳喂养时应取舒适体位。

（4）宜淋浴，不要盆浴。

（5）若疼痛没有减轻或有体温升高，应及时去医院就诊。

恶露异常

你知道产后恶露不净、有臭味是什么原因吗?

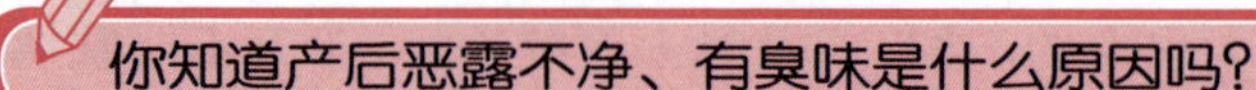

（1）组织物残留：由于妊娠组织物未完全清除，导致部分组织物残留于宫腔内。此时除了恶露不净，还有出血量时多时少，内夹血块，并伴有阵阵腹痛。

（2）宫腔感染：可因产后洗盆浴，或卫生巾不洁，或产后未满月即行房事，也可因手术操作者消毒不严密等原因导致。此时恶露有臭味，腹部有压痛，并伴有发热。

（3）宫缩乏力：可因产后未能很好休息，或平素体弱多病，或生产时间过长，耗伤气血，致使宫缩乏力，导致恶露不净。

如果恶露持续时间长或有异味，应尽快去医院检查。

痔　　疮

你知道产后有痔疮怎么办吗?

产妇易发痔疮，这与产妇平时活动少、肠管蠕动功能弱有关，同时长大的子宫会影响到静脉的流通，造成血液回流不畅，导致形成痔疮。因此，产后应多吃些新鲜蔬菜水果，多喝水，少食辛辣食物。多做“提肛运动”，方法为：吸气时，肛门用力内吸上

提，紧缩肛门，呼气时放松。每次肛门放松、紧缩30次，早晚各1次。适当下床活动，养成每日排便的习惯。可每天用热水或中药熏洗，然后擦上痔疮药膏，多可奏效。

乳房问题

你知道如何预防乳房胀痛吗？

做好早吸吮，提倡按需喂养。婴儿肚子饿和乳母感到乳房充盈时就进行哺乳，不规定喂奶次数和时间。如果定时喂养，将使乳房过度充盈。采用正确的喂养姿势，使婴儿含接良好，这样既让婴儿吃到更多的奶水，又解决了乳房胀痛的问题。喂养姿势不正确，致使乳头皲裂，母亲因疼痛不敢让婴儿吃奶，乳汁蓄积在乳房中，乳房就更胀。此外，需掌握好催奶食物的量，如鸡汤、鱼汤等营养汤的进食量，由少到多。

你知道乳头异常如何哺乳吗？

（1）大乳头：乳头过大，宝宝无法含住，影响哺喂。哺乳前用两手拇指将乳头搓十几次，哺乳时用拇指和食指向前牵拉乳头，使其变得细长，然后将其送入婴儿口中。

（2）乳头扁平或内陷：乳头扁平或内陷时宝宝无法含住乳头，给哺乳带来极大困难。关键是早期发现，及时矫正。喂奶时可用两手大拇指压乳晕，随后牵拉乳头，或在哺喂前使用吸奶器利用负压牵拉出乳头，使其突出，并采取上身前倾的姿势喂奶。也可以使用辅助乳头，让宝宝吸辅助乳头。

产后腰腿痛

你知道如何预防产后腰腿痛吗?

产后腰腿痛是因骶髂韧带劳损或骶髂关节损伤所致。主要原因有：① 产后休息不当，过早的久站和久坐，致使产妇妊娠时已松弛的骶髂韧带不能恢复，造成劳损；② 产妇在分娩过程中引起骨盆韧带损伤；③ 产后起居不慎，采取不当的姿势给宝宝喂奶，使腰部肌肉处于紧张的状态中，而致腰部肌肉受到损伤。

预防：① 产后要注意休息和增加营养，不要过早久站和久坐，更不要过早劳动和负重，避免着凉，坚持做产后操；② 喂奶时注意采取正确的姿势，穿轻便柔软的鞋子，保证充分睡眠，床垫不宜过软。

产褥感染

产褥感染是指分娩及产褥期生殖道受病原体侵袭，引起的局

部或全身感染。任何削弱产妇生殖道和全身防御能力的因素均可成为产褥感染的诱因。如果产妇体质虚弱、孕期贫血、合并慢性疾病、营养不良、胎膜早破、羊膜腔感染、产前及产后出血、产科手术操作、产程延长、孕晚期性生活等，均可成为产褥感染的诱因。因此，为预防产褥感染的发生，应保持全身清洁，孕晚期避免盆浴及性交，加强营养，增强体质；治疗炎症，避免胎膜早破、产程过长、产道损伤与产后出血；产程中严格无菌操作，正确掌握手术助产的指征。

6

意外、突发状况紧急处理

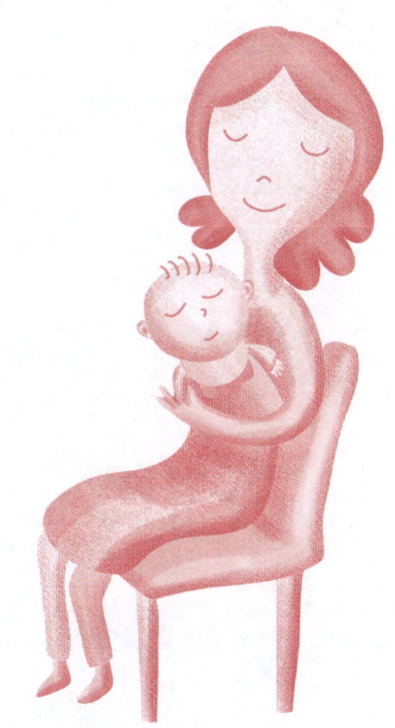

你知道脐带脱垂有哪些危害吗?

胎膜破裂后，脐带在胎儿还没有出来时就先脱落下来，经宫颈进入阴道，甚至从阴道脱出于外阴部，称为脐带脱垂。脐带是胎儿与母体进行物质和气体交换的唯一通道，是胎儿的生命线。一旦受压，短时间内会发生胎儿宫内窘迫，脐带血循环阻断7~8分钟，即可发生胎死宫内。

你知道脐带脱垂该怎么办吗?

一旦确诊为脐带脱垂，应配合医生，抬高臀部，以防脐带进一步脱出。医护人员会上推先露部，缓解脐带受压，严密监测胎心，争分夺秒地进行抢救。根据宫口扩张情况及胎儿情况进行处理。如果宫口已经全开，胎心存在、胎盘相称，应根据不同胎位进行阴道手术助产。如果宫口还没有开大，估计短期内不能娩出者，应立即行剖宫产术结束分娩。同时还应做好抢救新生儿窒息的准备工作。若胎心已消失，脐带搏动也消失，则经阴道分娩。

你知道孕妇破水了该怎么办吗?

早破对产妇和孩子的危害主要是脐带脱垂、感染、早产、胎盘早剥等，胎膜早破者孕周越小，围产儿预后越差。胎膜早破应立即平卧，抬高臀部，以防脐带脱垂引起胎儿宫内死亡。此外，应保持会阴部清洁，立即就诊。

7

用药安全知识

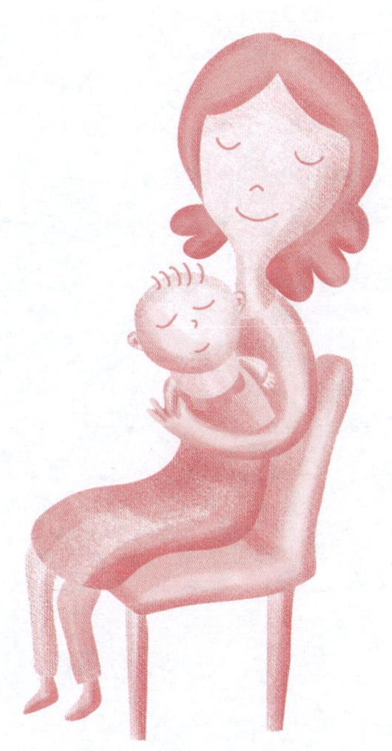

分娩期、产褥期用药安全

你知道镇痛用的麻醉药对胎儿有害吗？

药物性分娩镇痛常用的药物有利多卡因、罗哌卡因、芬太尼等，大多使用间断给药法或注药泵连续注药法。目前国内分娩镇痛技术已较为成熟，一般不会对胎儿产生危害。镇痛过程中一般会通过胎心监护仪对胎儿进行监护，当胎儿情况有异常时，医生以及麻醉师能够及时有效地作出反应。值得指出的是，由于哌替啶在体内代谢时间较长，为了避免对新生儿的呼吸抑制，当预计4小时内可能分娩时，不应使用。

你知道使用“笑气”时要注意什么吗？

“笑气”是一种吸入性麻醉剂，通过抑制中枢神经系统兴奋性神经递质的释放和神经冲动的传导及改变离子通道的通透性而产生药理作用，是毒性最小的吸入性镇痛麻醉药，对呼吸道无刺激，产妇吸入后30~50秒即产生镇痛作用，停止吸入后数分钟作用消失，产妇始终保持清醒，能主动配合至分娩结束。“笑气”的镇痛效果好，能缩短产程，不影响分娩方式，不抑制胎儿呼吸和循环功能。

使用“笑气”时需注意：要从宫缩开始前45秒左右开始吸“笑气”，因为要达到最佳镇痛效果，要花45秒钟。在宫缩间歇期多喝些水，让嘴巴保持湿润。到第二产程时，停止使用“笑气”，集中精力屏气用力。

你知道为什么有些产妇分娩时需要用宫缩剂吗?

有些产妇进入产程后，子宫收缩虽有节律性、极性和对称性，但强度弱而无力，持续时间短而间歇时间长，不足以使宫颈以正常速度扩张，产程进展缓慢，为了改善这种情况，在医生排除了头盆不称及胎头位置不正的情况后，会建议产妇使用宫缩剂来加强宫缩。最常用的是缩宫素，缩宫素可刺激子宫平滑肌收缩，改善宫缩乏力，促进产程进展。

使用缩宫素时，必须有经过训练、熟悉该药物性质并能处理并发症的医务人员在旁观察。从小剂量开始，根据子宫收缩的反应程度，逐渐调整滴速，直到达到有效剂量，出现有效宫缩为止。

你知道产妇不能随便注射“催产针”吗?

“催产针”一般指缩宫素，它能增强子宫收缩，如应用恰当，确有催生作用，但使用不恰当时，对产妇和胎儿都不利，严重时可威胁生命。因为缩宫素可使子宫收缩过强或不协调，由于宫缩不协调，不但不能使分娩加快，反而使分娩停顿，所以会导致胎儿在子宫内缺氧窒息。当胎位不正或骨盆狭窄时使用缩宫素，可以使宫缩很强，但由于骨盆小、胎位不正，胎儿无法通过产道，严重时会导致子宫破裂。

所以，用缩宫素之前，一定要由医生评估，并在滴注过程中，观察宫缩、胎心及产程进展情况。

你知道哺乳期妇女用药需注意什么吗？

哺乳期妇女用药后，药物可由母亲的血浆进入乳汁而被婴儿吸入，产生不良反应。因此哺乳期妇女在用药时应注意以下几点：

（1）防止婴儿受害：因为有些药物容易从母亲血浆进入乳汁，在乳汁中浓度较高，可在被哺喂婴儿身上出现典型的药理或毒性作用。如母亲应用溴化物后，可大量通过血乳屏障，引起婴儿皮疹；硫氧嘧啶类抗甲状腺药在乳汁中的浓度高于血浆的3~12倍，可引起婴儿甲状腺代偿性肥大和粒细胞缺乏症；母亲服碘剂后，药物经乳汁排出被婴儿吸入，会抑制婴儿的脑垂体分泌促甲状腺素，影响婴儿的发育和功能；母亲应用四环素类药物可造成婴儿四环素牙；使用雷尼替丁、甲丙氨酯、麦角胺后可引起婴儿中毒。因此，在哺乳期对上述药物应禁用，如果必须使用时，应暂停哺乳，以免对婴儿造成伤害。

（2）妈妈不能代替婴儿服药：婴儿生病后，有的母亲为了减少给孩子喂药的麻烦，自己代替孩子吃药，想通过乳汁再喂给孩子，这是不对的。因为大多数药物主要是从肾脏排泄的，在乳汁中含量很低，达不到治疗的目的，而延误孩子的病情，并且也会给妈妈造成伤害，所以这种方法不可取。

你知道哺乳期妇女禁用的药物有哪些吗？

大多数药物使用后只是少量进入母乳中，只有少数的药物会影响婴儿。一般情况下，停止母乳喂养带来的危害可能比药物更

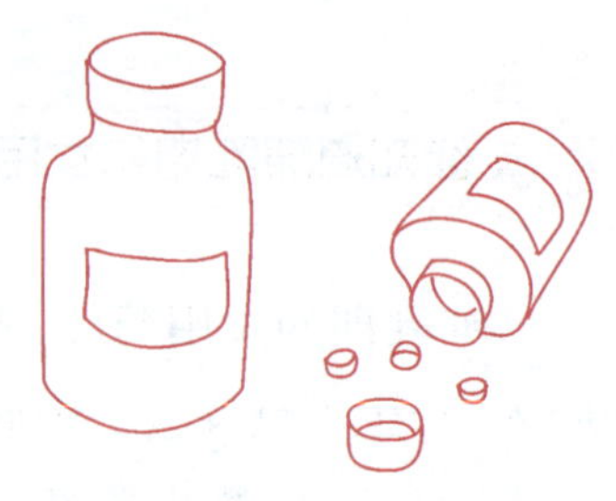

大，且只有很少数的药物可能引起不良反应，所以可以给母亲换用对婴儿副反应小的药物，尽量不要因为用药造成母乳喂养的中断。

母亲应用抗肿瘤药物或放射性物质治疗时，需停止母乳喂养。母亲服用治疗精神病的药物或者抗惊厥药物时，这些药物有时会引起哺喂的婴儿出现嗜睡或衰弱无力，特别是苯巴比妥类和苯二氮䓬类药物，也需停止母乳喂养。

你知道哺乳期应慎用抗生素吗?

许多抗菌药物可进入乳汁并对新生儿造成不良影响，如：四环素在乳汁中的浓度较高，为母体血液中药物浓度的70%，可使婴儿牙齿黄染；乳汁中氯霉素的浓度为母体血液药物浓度的50%，可引起婴儿的骨髓抑制；甲硝唑在乳汁中的浓度为母体血液浓度的50%，使乳汁中出现金属味，可引起婴儿食量减少；磺胺类药物通过乳汁进入新生儿体内，可与胆红素竞争与血浆蛋白结合，增加新生儿核黄疸的危险；乳汁中的异烟肼可引起婴儿吡哆醇缺乏；萘啶酸可引起婴儿溶血性贫血。所以，哺乳期妇女应禁用上述药物。

你知道哺乳期应慎用镇静催眠药吗?

许多镇静催眠药在乳汁中的浓度足以引起对婴儿的药理作

用，如乳母使用催眠剂量的苯巴比妥类药物，可引起婴儿镇静、嗜睡，吸吮反射减弱。其他镇静催眠药也有类似作用，乳母使用安定对婴儿还有蓄积中毒作用。

你知道高血压产妇哺乳期间能服用降压药吗？

在慢性高血压妇女中应鼓励哺乳，尽管大多数抗高血压药能进入母乳，但母乳中的药物浓度通常低于其在母体血浆中的浓度。美国儿科协会认为，大多数服用抗高血压药的哺乳期妇女可以正常哺乳。加拿大产科医师和妇科医师协会也认为哺乳期间使用长效硝苯地平、拉贝洛尔、甲基多巴、卡托普利是可以接受的。但美国儿科学会建议谨慎使用阿替洛尔，以防婴儿出现嗜睡和心动过速。

你知道糖尿病产妇哺乳期间如何用药吗？

降血糖药物分为注射药物和口服降血糖药两大类。注射药物即胰岛素，口服药物包括磺酰脲类、双胍类、α-葡萄糖苷酶抑制剂等。哺乳期禁用口服降糖药，常选用的药物为人胰岛素，分娩当天应停用胰岛素，以免引起产程中低血糖的发生，产后哺乳期恢复孕前治疗剂量，若剖宫产术后禁食期间可以使用葡萄糖液，按5 ：1的比例加用胰岛素，恢复正常饮食后依据监测结果改用皮下注射胰岛素。

你知道甲亢妇女哺乳期间如何用药吗？

甲状腺功能亢进是由多种病因导致甲状腺激素分泌过多所引起的临床综合征。治疗药物包括甲巯咪唑（他巴唑）、丙硫氧嘧啶、卡比马唑等。经研究指出，甲亢患者哺乳期间适当服用抗甲状腺药物是安全的，应首选甲巯咪唑治疗。甲巯咪唑剂量每天20毫克，对于母婴都是相对安全的。丙硫氧嘧啶可作为二线药物，剂量每天300 mg以内也是安全的。服药的方法是在哺乳后分次服药，因甲巯咪唑服用后2小时在乳汁内达到峰值，所以可以避开这个时间喂奶；服药 4小时后，乳汁里的药物含量就非常少了。建议患者可在哺乳后服药，间隔4小时后再哺乳，并且定期监测婴儿的甲状腺功能。但是，如果母亲服用了放射性^{131}I 治疗，就不主张再给婴儿哺乳了。

你知道产褥感染如何用药治疗吗？

抗生素首选广谱高效抗生素，使用前做药物敏感试验，再根据试验结果选用有效抗生素控制感染。必要时短期加用肾上腺皮质激素，以提高机体应激能力。对血栓性静脉炎在应用抗生素的同时，可加用肝素，用药期间监测凝血功能，也可用活血化瘀的中药治疗。

你知道回奶该用什么药物吗?

由于疾病或其他原因，不宜给婴儿哺乳，或给婴儿断奶时，最简单的方法是停止哺乳且不排空乳房，少进汤汁。但有些产妇会感到乳房胀痛，可口服镇痛药物减轻疼痛。可用生麦芽60~90克，水煎服，每天1剂，连服3~5天。也可用芒硝250克，分别装于两个布袋内，敷于两侧乳房并包扎固定，待芒硝变硬后，再更换新的芒硝外敷，一般连续使用2~3天。还可用维生素$B_6$200 mg口服，每天3次，共5~7天。

8

心理特点及不良情绪疏导

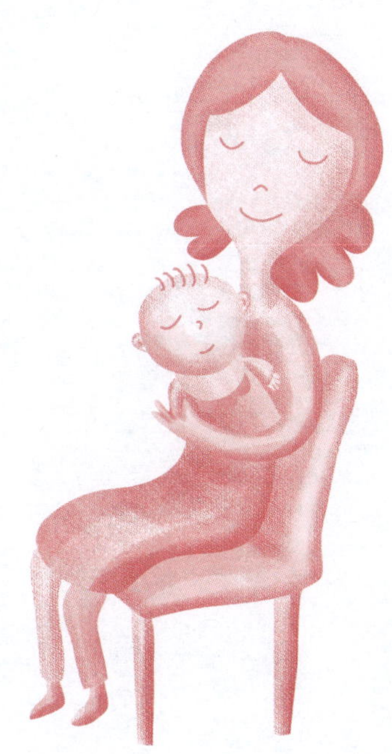

你知道分娩前该如何消除恐惧心理吗？

分娩对于每个孕妇来说都是较大的生理变化及精神刺激，由于过度紧张、焦虑，引起不必要的恐惧。分娩前孕妇易感疲倦，并觉得脆弱且容易受到伤害，临近分娩更易表现出害怕分娩疼痛、怕难产、担心胎儿会出现问题，希望早点分娩却又怕分娩的矛盾心理。

这时家属应提供心理支持，耐心倾听孕妇的感受，了解自然分娩的过程。鼓励孕妇将恐惧和害怕的心理转变为积极的配合，不能与孕妇发生争执，鼓励其以平和的心态迎接新生命的诞生。

你知道宫缩疼痛时产妇如何做心理调节吗？

初产妇在宫口开全之前都会历时较长，体力消耗较大，且随着宫缩间隔时间越来越短，强度越来越强，产妇往往因强烈疼痛表现出恐惧心理，总感觉盼不到尽头，甚至不听医护人员的劝阻，屏气、大叫、哭闹，其实这样更容易导致宫缩乏力，产程延长，导致胎儿缺氧等。

此时丈夫应发挥积极作用，在医护人员指导下给予产妇按摩、鼓励和支持。医院有条件的话，家属可选择陪伴分娩，在陪伴产妇的整个分娩过程中，以简单的语言让产妇了解自身目前的情况，在条件允许的情况下，可协助产妇走动，按摩产妇的腰背部，也可以让其听听轻音乐，鼓励她调节呼吸缓解疼痛。

你知道分娩后如何调节心理吗？

当胎儿娩出后大部分产妇已经精疲力竭，有种如释重负的感觉，当看到新生儿，母爱油然而生，更担心新生儿是否健康，有没有畸形，此时情绪波动会比较大。

此时产妇更需要家人的理解和支持，家属可在医护人员指导下，协助产妇做好早接触、早吸吮，同时应协助产妇进食高热量的食物以补充体力，防止低血糖。

你知道产后产妇的心理变化有哪些吗？

产妇需从分娩期疼痛、焦虑中恢复，确认为人母的家庭关系变化及母亲的角色责任，根据Rubin研究结果一般分为以下3个时期：

（1）依赖期（产后3天）：表现为大部分产妇需要通过别人的关心、帮助来满足，如对自己分娩过程的关心、对新生儿的关心等。此时家属的角色尤为重要，在关注新生儿的同时，切勿忽略对母亲的细心照护。在医护人员指导下，给予母亲充足的营养和较多的母亲与新生儿间的互动，如目视、身体接触等。

（2）依赖—独立期（产后4~14天）：产妇出现较为独立的行为，主动学习沐浴、哺乳等技巧。但这时期由于糖皮质激素和甲状腺素处于低水平，容易产生产后抑郁，表现为对周围漠不关心，停止应该进行的活动等。此时，家属应加倍关心产妇，提供更多时间与产妇交流沟通，支持鼓励产妇正确的行为，促使产妇接纳孩子、接纳自己，平稳地应对抑郁状态。

（3）独立期（产后2周至1个月）：此时产妇、家属、婴儿已相互适应，形成新的生活状态。在这时期，夫妻双方应协商孩子哺育及抚养的细节问题，承担家庭关系中的各自角色。

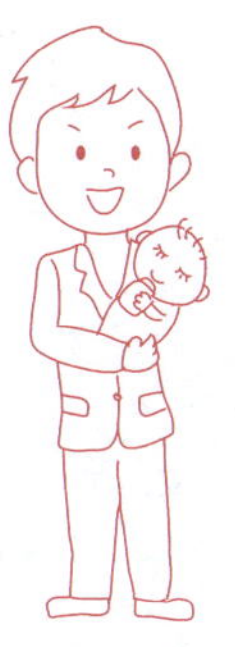
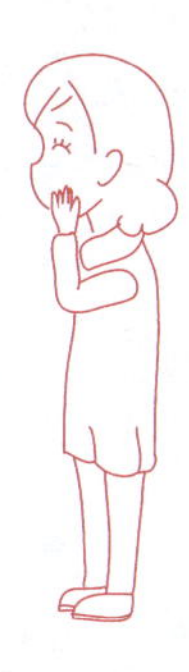

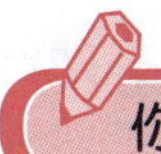

你知道如何缓解产后抑郁状态吗？

产后抑郁状态是在产后数天到10天左右发生的一过性轻度抑郁状态，指产妇在分娩后出现抑郁症状，通常表现为易激惹、恐惧、焦虑、沮丧，常失去生活自理及照料婴儿的能力，多在1周内自行缓解。

此时产妇应树立积极的心理暗示，战胜消极观念，发现自身的积极想法和条件；同时可借助音乐、散步、按摩等自己感兴趣的活动转移不良情绪；家属可多倾听产妇倾诉，加强交流沟通，可以让产妇适当宣泄，做好心理疏导。若产褥期抑郁症一旦确诊则通常需要治疗，包括心理治疗和药物治疗。